「看護者に期待されるもの」シリーズ 特別編

ワード・イン・マイ・マインド

看護に向き合う私の金言・格言・名言

【監修・著】

橋本和子・山下文子

【編著】

田村美子・実藤基子・久木原博子

ふくろう出版

まえがき

「看護者に期待されるもの」シリーズは、福山平成大学教授・初代看護学部長（現名誉教授）橋本和子先生の提案で二〇一九年、第一巻第一号『言葉の持つ力』を発行し、毎年継続して四巻を数えることが出来ました。

今回、特別編として『ワード・イン・マイ・マインド』をテーマに書籍を出版することとなり、看護専門職という共通の土壌にいる多くの方から寄稿いただき出版の運びとなりました。

「ワード・イン・マイ・マインド」には「相手に訴える言葉」「自分自身を励ます言葉」というニュアンスがあり、「金言・格言・名言」などと言われます。

金言の金は、美しい、立派な、かたいものなどを表す漢字です。そのため金言とは、立派な言葉、人生や生活の上で尊重し模範とするべき優れた言葉を意味する言葉となります。

名言の名は、名高い、すぐれているという意味を持つ漢字です。そのため名言とは、すぐれている言葉、事柄の本質をうまく捉えており多くの人に受け入れられる言葉となります。

格言の格の字は、規範や手本などを表し、格式などの使い方と同じ意味合いになります。そのため格言とは、人生の真理や機微が簡潔にまとめられ、戒めや教訓として役立つ言葉を意味します。

先人たちは、困ったとき、迷ったとき、疲れた時、心に響き、胸が熱くなる多くの金言・格言・名言を後世に伝え、幾多の人に勇気と感動と励ましの言葉を残しました。

人は時として、心打ちのめされ、バランスを崩し、気持ちの整理ができなくなることがあります。そんな時、あの言葉で、勇気づけられ、支えられ、自分の人生の方向が変わった。あの言葉（名言）で、自分の心のバランスを保ち、落ち込んで弱くなった自分を乗り越え、事を成し遂げることが出来た等、勇気づけられ、心落ち着かせてくれる「パワーワード」に助けられたことでしょうか……

「看護者に期待されるもの」シリーズの特別編として『ワード・イン・マイ・マインド』は、看護に向き合う皆さまが大切にされている「パワーワード」が同じ道を志し、二十一世紀の看護に信念を持って携わり、生きる同僚へのメッセージになればと願っています。

執筆者の方々にはご多用の中、執筆依頼をご快諾賜りこころからお礼申し上げます。限られた枚数の中、すばらしい内容の原稿をお寄せいただきました。

本著書が多くの人々に読まれ、折に触れ、紐解かれ、生きる糧となることを願ってやみません。

最後に、監修としての役割を与え、コーディネートしてくださいました福山平成大学名誉教授・初代看護学部長橋本和子先生、執筆者の皆さま、ふくろう出版の亀山裕幸氏のお力添えに深謝いたします。

特定医療法人社団宏仁会
寺岡整形外科病院
山下　文子

目次

看護一筋半世紀
よいしょ！　よいしょ！　で
のぼった坂道は
苦しくも、悲しくも、
うれしくも、楽しくも、
喜びにも
出会った　道だったよ

令和五年三月一日

特定医療法人社団宏仁会　寺岡整形外科病院
看護部長　山下　文子

人の一生は　重荷を負うて
遠き道を行くがごとし　急ぐべからず

――徳川　家康

絵の街、坂道、港町と謳われる風光明媚な街尾道は、嘗ては四国、高松・今治・松山航路や瀬戸の小島に向かう旅客船のターミナルとして乗り降りする多くの人々が行き来し旅客船の玄関口として賑わった港町です。市街地と海が近く、尾道水道を行き交う漁船やフェリーを見ながら散策できる町です。町の中心には背伸びしたように千光寺山が広がり、朱色の本堂から見下ろす尾道の町は絵の街といわれ親しまれています。この千光寺山の中腹から瀬戸内海の景色を眼下に見ながらノンビリと育った私は、幼いころ、偶然手にした一冊の絵本をきっかけに何の覚悟もなく看護の道に進むことになりました。

看護の語源は、いつくしみの心をもって見守り、育み、護り、育てることと記載されています。本来看護は、我が子の額の熱に驚いた母親が小川の水で額を冷やした母性本能から端を発したと考えます。近年の医療現場は、医療技術が複雑・スピード化しチーム医療の浸透により医療業界でのＩＴ化は重要なテーマとなっています。

山下　文子

最先端の医療技術や電子カルテなどのＩＴが導入され、疾病構造は複雑になり、治療や看護は標準化・効率化されつつあります。最適な治療や看護は重要ですが、置き去りにしてはならないのが、不安や怖さを抱えた「患者」です。標準化・効率化の時代だからこそ、看護師の患者さんに寄り添う力が必要になっていると考えます。

自身も結婚し主婦となり、母となったその日から、職業婦人としての覚悟を胸に、白衣に身を包み日々精進した若き日の想いは忘れることはありません。夜勤明けの眠い目をこすりながら、子育てに明け暮れていた日のこと、緊急手術で夜中の呼び出し、夜明け近くまで続いた手術室で医療機器の響きあう中での緊張感、幼子の臨終に遭遇し涙した日のことを……　医療現場での学びは大きく、看護の道を選んだ自分を心底誇りに思ったものです。三十歳を過ぎたころ、ある病院の看護部長にと声をかけられ看護管理者としての業務がスタートしました。経験からの学びは、組織を作り、組織を管理・運営するには根幹に揺るぎない看護観を持ち、看護を展開すること。孔子の教えの中に「九思一言」という言葉があります。管理者は一言うとき九回考えてから発しなさいという教えです。一時の感情にとらわれず、冷静に考えるのが管理者であると孔子は教えています。焦らず、バタバタと組織改革に取り組むのではなく、気づいたら良い流れになってるよね！　と評価されることだと思っています。
半世紀の看護人生、本当に多くの人と出会い、教えられ、導かれ、助けられ、今日という時を迎えました。困った時、迷った時、新しい出来事に挑戦する時、落ち込んだ時、背中を押してほしい時、自分の支えとなり人生の道標となる言葉、何時も気持ちの奥底にあり助けられた私の大切な「パワーワード」は…

人の一生は
重荷を負うて　遠き道を行くがごとし
急ぐべ からず

人として誠実であること

東邦大学 看護学部　望月由紀子

どんな人でもこれまでの人生でうまく行かなかった体験、悪い体験等をしたことがあると思います。うまく行かないことで自分自身が傷つくと〝心に蓋をする〟とか〝蓋をしたくなる〟ような経験をしたのではないでしょうか。または、本当は苦しいのに、平静を装ったり、傷ついているのに無理をして大丈夫といったりして、自分でも気が付かずに蓋をしている人もいるかもしれません。

一体何のためにそのようにするのでしょうか。他者とのトラブル防止や、評価など様々な理由があるのかもしれません。では、自分の心を偽りそれが習慣となり過剰になるとどのようになるのでしょうか。多くは、身体的な症状が出現して、腹痛や下痢、頭痛等がでてくる人もいると思います。うつ等で体調を崩すこともあるかもしれません。さらに深刻になると、現実世界と自分を分断させて自分を守ろうとするかもしれません。

私は、自分や自分の周りに起こることはすべて意味があり、出来事はすべて必然に起こっていることだと考えています。人間関係は歯車であり自分の周りは、自分の写し鏡でもあります。ですので、良いことも悪いことも、自分自身が招いていることだと思います。自分に起こることが苦である場合があるかもしれませんが、それは自分

望月由紀子

自身で乗り越えられる困難であり、乗り越えた先には楽がくると思います。そのため、人として誠実であることや、自分のすべきことを行うことが大切です。楽がくることで、人が行うべき道を楽しみながら、進んで行くことができるからです。ですが、苦難は一人で抱えずに他者に相談することが必要ですので、人に相談しながら、どんなことにも逃げずに、誠実に対応して乗り越えることが大切です。

その一方で、私たちの過去の出来事は変えることはできません。ですから、どんなことが起こったとしても、後悔をしないように誠実に向き合うことが大切です。その出来事が悪い体験で上手く行かなかったとしても、意味があることであり、その意味を考えることが必要だと思います。人は、出来事の事実で生きているのではなく、目の前に起こった出来事の意味を考えて、意味を持って生きていますので、感情や不貞腐れをして悪い体験で終わらせることはよくありません。

時にしてそれは、簡単なことではないかもしれませんが、どんな時にも冷静になり、なぜ自分にこの出来事が起こったのかを真摯に考えて、自分が進んだ行動に対して振り返ることができたとき、人生を深めることができると思います。

私たちは生命として誕生し、この世で生かされています。日々のなかで起こる経験は、人生の名所だと思います。ですので人は、価値があるから生きるのではなく、今の人生を生き抜くことに価値があると思います。ですので、苦しい経験を通してこそ、人として完成形に向かうのだと思います。

今日と同じ明日はありません。毎日がどう生かされているのか、一日一日を大切に過ごして、礼儀礼節を重んじることができる人でありたいと思います。

私たち看護するものにとって、
看護とは私たちが年ごと月ごと
週ごとに〈進歩〉し続けない限りは、
まさに〈退歩〉しているといえる

――F・ナイチンゲール

福山平成大学 看護学部看護学科　松本　陽子

変化なくして進歩なし

固執や思い込みを捨てる勇気

看護師に求められる力のひとつに臨機応変に対応する力、適応力があります。看護の原理原則を大切にしながらも、その対象、状況に応じて柔軟に対応することは、看護の現場ではいうまでもありません。医療現場は日々変化しており、知識や技術も進化し続けています。だからこそ私たち看護師は、これまでのやり方、知識や技術に固執することなく、柔軟に対応していく力が求められます。精神科領域でも、過去の知識ややり方において変わったものがいくつかあります。「精神科治療、この十年で覆った常識とは」の特集の中で、松本（二〇二三）は、精神科領域の〝神話〟として「統合失調症患者に幻聴や妄想の内容を繰り返し聞いてはいけない」「悩んでいる患者に対して安易に自殺念慮について質問してはいけない」などの〝神話〟について述べています。そして、〝神話〟醸成を防ぐ唯一の方法は「せめて謙虚であること」、理解しがたい現象に遭遇した際には自分の思い込みで決めつけないことと述べています。

しかし、臨機応変に対応する、自分の思い込みをなくすというのは、そうたやすいことではありません。事実と思い込みを切り分けながら状況を見極め、変化を受け入れ、何が適切なのか自分で考え判断しなければなりません。そして、もし自分の見極めや判断が間違っていたなら、謙虚に振り返り、間違いを認め、受け入れる勇気も必要です。そのため従来のやり方や考え方、ルーチンで行う方が予測もつきやすく、気楽で心理的ストレスも少ないです。ただ進歩はありませんが…。

変化と進歩に必要な謙虚さと柔軟性

昨今では、変化、多様性といった言葉を耳にする機会が増え、選択肢も広がり、まさに変化と進歩の最中にいます。今日の新しいものは明日には古くなってしまう時代です。過去の考えや自分自身の中にある不毛なこだわりに固執すると、かえって生きづらくなるかもしれません。ナイチンゲールの著書の一節にも、

私たち看護するものにとって、看護とは私たちが年ごと月ごと週ごとに〈進歩〉し続けない限りは、まさに〈退歩〉しているといえる（ナイチンゲール、一八七二／湯槇ら、一九七七）

という文章があります。ナイチンゲールの言葉ですが、現代でも大切な内容であり、ナイチンゲールの先見の明には感銘を受けます。
変化なくして進歩なし。この言葉を大切にしながら、日々、謙虚&柔軟な自分であり続けたいと思っています。

引用文献

松本俊彦（二〇二三）精神科領域に〝神話〟がうまれやすい要因は何だろうか?、〈特集〉精神科治療、この10年で覆った常識とは〝不要な神話〟を手放した人たち、精神看護26（1）、医学書院、六―八頁
F・ナイチンゲール（一八七二）／湯槇ます他訳（一九七七）新訳 ナイチンゲール書簡集―看護婦と見習生への書簡、現代社、三頁、東京

看護師は〝人〟である。

東京都立大学大学院 人文科学研究科人間科学専攻心理学分野 博士後期課程
菱谷 怜

看護師は、看護師である前に、人である。

私は、大学院で看護師を対象とした知覚―行動に関する研究を行う中で、多くの悩みに直面しています。ここに挙げた言葉は、そうした悩みから生まれた捉え方の一つです。

看護師には、看護職の倫理綱領や多くの看護研究の影響から、看護師のあるべき姿に関する価値観が強く根付いているように感じます。こうした傾向は、当然であり、悪いものではないと思っています。規範から大きく逸脱する看護師がいた場合、看護の対象者に対する不利益が予測されますので、看護実践においては一定の規範が存在して然るべきだと思います。一方で、私は、研究を行う中で、看護師という専門職特有の力の存在を潜在的に期待してしまい、現象の本質を捉えられないことに悩むことがありました。

看護師を対象とした研究では、専門職としての看護師を捉えており、その看護師が〝人〟として、どのように振舞っているのかということへの言及は少ないように感じます。しかし、看護師は〝人〟です。そのため、看護師が〝人〟として、どのように周囲を知覚し、行動しているのかについては、他の学問分野が探究してきた知見が役立つ場合があると思います。これまでは、看護師に対する様々な印象、規範、レッテルなどにより、看護師が（良し悪しは関係なく）特殊な存在である（もしくは、そうあるべき）と、潜在的に考えていた部分があったかもしれません。看護から離れた分野で学ぶ中で、最近は、より冷静で中立な視点に立つために、「看護師は〝人〟である」ということを念頭に、看護師を捉える重要性を感じています。

カテゴリカルな名前は本質を見失う。

こうした私の悩みは、肩書きや名称の影響があるかもしれません。看護師が関わる「患者」という名称もその一つです。当然ながら患者も人であり、その人のこれまでの人生やこれからの人生が存在します。「患者」という括りになると、「病気」や「治療」などが結びつき、個人という本質から離れて、病気や治療に多くの関心が向いてしまう場合があります。また、「看護師」という名称によって、看護職としての規範の枠組みの中で納まってしまうことに、窮屈さを感じる人もいるのではないでしょうか。多くの人が当てはまる名称を用いると、個人の本質を捉えられない場合があるように思います。看護師も、一人の〝人〟であり、その人の特性や、過去と未来の人生が存在します。専門職としての窮屈さを感じる時や人生の選択に悩む時、さらには他者について考える時にも、「看護師は〝人〟である」という言葉が持つ意味合いが、考えるべき本質を見抜く上で、役立つことがあるかもしれません。

あなたでよかった

――ある患者様より掛けられた言葉

純真学園大学 保健医療学部看護学科　林　美由紀

迷いから解き放つ患者様の「あなたでよかった」の一声

私は臨床で勤務していた時、色々な出来事があり多くのことを学びました。その中で入院患者様、外来患者様の指導、教育に携わった時にある患者様からある言葉を頂き、私自身が困難に直面した時や不安になっている時に、それから解き放つ「パワーワード」があります。

私が臨床で患者教育や療養指導を行う中で、患者様から「好きな物が食べたい」、「我慢ばかりの生活」、「つい食べ過ぎてしまう」、「わかっているけど行動にうつせない」、などの声がありました。患者様と関わる中で臨床経験も未熟な私自身の関わり方について、「どうしたら良いのか、これで良いのかな」と度々迷っていました。そんな時、医学の博士であるオスラー博士講演集[1]の中に「医学の技術はすべからく観察にある」との言葉に出会いました。その後私は、臨床経験を重ねていく時に、腎代替療法の選択に悩んでいる患者様に出会い、関わりました。限られた期間や時間で患者様の混乱した気持ちを緩和できるように現状の思い、今後の生活についての思い等を聞き関わり、寄り添い、多くの側面からアセスメントをし、介入を行いました。そん

な中、ある患者様は
「一生しないといけないから嫌だね、働きながらこの生活が出来るか不安、この治療の選択でよかったのかな」
等の様々な思いを抱えていました。患者様にとってよりよい治療選択や後悔のない選択を一緒に考え、患者様とご家族が納得して治療選択や今後の生活について折り合いをつけることが出来るように説明や介入を行いました。そのとき患者様から
「あなたでよかった、ありがとうございます」
という言葉を頂きました。患者様の思いや考え、先のみえない不安などの思い、今後のライフスタイルで何を大事にしたいのか一緒に考え、私自身の目で見聞きし、介入し患者様と向き合ったからこそ頂いた声であり、出会えることが出来た言葉でもあると思います。私は、自分自身で見聞きし、考え患者様自身で納得して選択が出来たからこそ患者様から頂いた言葉と感じ「あなたでよかった」という言葉を今でも大切にしています。

現在は、臨床現場から離れ、看護師養成教育の現場で働いております。これまでの臨床経験を活かして、看護学生の看護実践能力や人間関係形成能力、臨床判断能力、

問題解決能力を高めることも重要でありますが、患者様との関わりの面を学生に伝えることで、実践の場での応用力や思考のプロセスを養えるようにしていきたいです。そして私自身、これからも様々な困難に直面した時や自身の行動や決断に不安があるときこそ、この言葉を思い出し、今後も成長できるようにこの言葉を糧にしていきたいと思います。

引用文献

1、ウイリアム・オスラー、日野原重明・仁木久恵訳（二〇一一）平静の心 オスラー博士講演集 新訂増補版、医学書院、二四九—二六七頁

喜寿を迎える喜び

令和五年二月二十四日

福山平成大学名誉教授、初代看護学部長・大学院看護学研究科長
橋本　和子

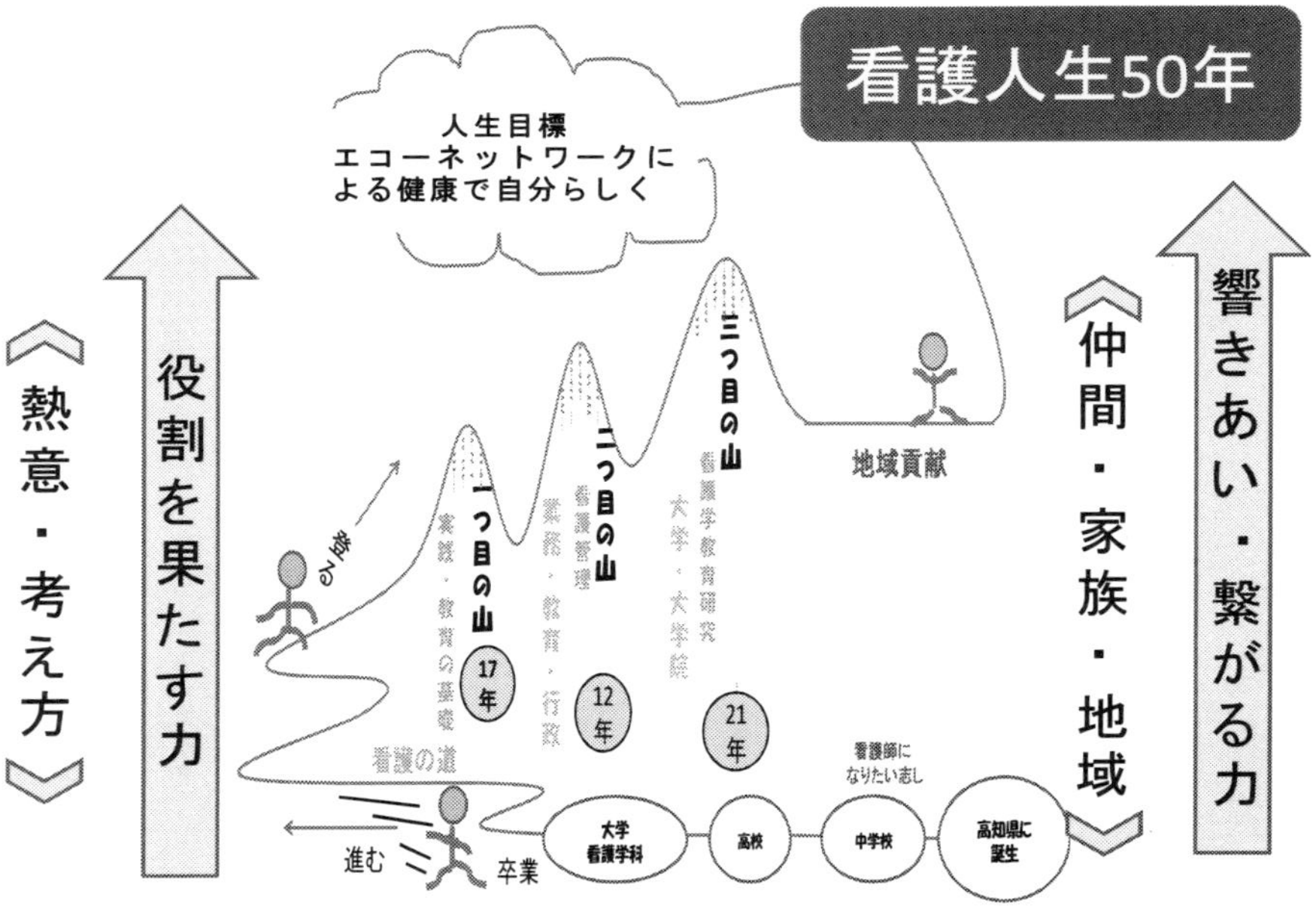

図　人生目標：エコーネットワークによる健康で自分らしく（文献1）

橋本　和子

現在七十七歳、健康で過ごしています。
この先、白寿まで元気でいられたら
最高の幸せですね！

祖母が病気で何度も入院・手術を繰り返し、その看病をした経験から、何とか楽にしてあげたい、と思ったのが中学二年生のときです。

中学卒業後、高知県立高等学校、高知県立大学看護学科へと進学、四年間の学業を修了しました。ここでの学びが全ての行動や考え方の土台となり、社会人として看護の道を諦めることなく、常に自身や環境に向き合い、幾多の困難を乗り越え、精一杯生きてきました。

企業は「人なり」といいます。その「人なり」になれるかどうかにかかっています。いかに生産するか、どんな生産をするか、それは自分にあります。究極の成功の鍵は、「自身が、看護専門職として、看護学教育の向上に携わっている」と実感できているか、否かにあります。

生涯の職業として、看護専門職を選び、人生・看護のキャリアを積みながら歩んできました。その中から、個人、社会全体に貢献している自分を実感できる「コツ」をあげてみました。

① 人とは癒し、癒される環境を作る。生きる権利・尊厳を保ち、敬意のこもった対応をすることからうまれる。

②癒されるものを確保する。（犬の世話、盆栽作り、野菜作り、音楽、絵画等）。
③人々と自分の健康増進に関わりを持つ。
④家族や友人からの支えがあり、自分も相手を支える。
⑤自分の生き甲斐・夢を実現し、自分にかつ。
⑥チャレンジ精神・目標を高く持つ。
⑦自分の存在を百パーセント肯定し、手直をしながら、自分を生かし、他人も生かす。
⑧自分にやれることを確実にやる。
⑨気さくで、明るく、笑顔がある。
⑩自分の居場所があり、自分らしく生き、自己成長を追求する。

看護人生五十二年間の学びは、困難に出会ったとき共有してくれる他者の存在があり、自分も他者の存在となり、人との出会い、癒える関係、響きあえる関係を作り、自分らしい自立と自律を持ち続ける努力をし、国際社会のステップに乗せ続ける意識を持ち、未来を展望すること等自身の行動変容から得たことです。福山平成大学看護学部看護学科教授・看護学部長、大学院看護学研究科教授・看護学研究科長を通して支えあう力・つながる力・取り組む力・協力する力・考え抜く力が総合力となり如何なる時も前進できることを確信しました。

仕事に没頭できたのは、家族からのエールがあればこそと感謝の一言です。夫から教わったことは、人（相手）を人（心を持った相手）と思う人（自分）になれるようマネジメントできる人（自分）になること！

今は、千の風になって大空を吹き渡り、いつまでも見守ってくれています。

引用文献

1、橋本和子（二〇一五）エコーネットワークモデルの考案、看護・保健科学研究誌 第15巻第1号、三頁

Strength

——個人と環境の〈強み〉

香川大学 医学部老年看護学講座　西村　美穂・山本　美輪

新たな視点で人生の最終段階を支える

臨床では、その人の問題に焦点を当てる医学モデルが長く主流となってきましたが、チャールズ・A・ラップらによって、Ｓｔｒｅｎｇｔｈ Ｍｏｄｅｌが開発されました。このモデルは、できないことよりも、できることに焦点を当てる点で医学モデルと異なります。Ｓｔｒｅｎｇｔｈとは〈強み〉のことであり、個人の〈強み〉と、環境の〈強み〉にフォーカスしていきます。この両者の〈強み〉をうまく活かし、どのような状況にあっても、その人が自分らしく生きることを支えます。看護を提供する中で、医学モデルでは解決が困難なケースが多くあります。そのような時、〈強み〉へと視点を移すことで、看護の方向性は大きく変わっていきます。今回は、老年看護学における事例をご紹介したいと思います。

総務省統計局は、毎年敬老の日を迎えるにあたり、日本の総人口に占める六十五歳以上人口の割合である高齢化率を発表しています。総人口が減少する中、高齢者人口は過去最多となり、高齢化率は過去最高の二九・一％を記録しました（総務省　令和四年九月十八日）。

高齢者といっても、六十五歳以上七十四歳未満の前期高齢者、七十五歳以上の後期高齢者と年齢層が広く、また個人差は大きいのですが、一般的に高齢者は生理的老化に伴う身体機能の低下と日常生活への影響、配偶者や友人との死別、社会的地位や役割の変化、経済状況の変化等が複雑に絡まり、様々な喪失体験をすると言われています。そして、この喪失体験に適応していくことが、老年期を生きる高齢者の課題なのです。

当老年看護学講座では、特別養護老人ホームで看護学実習を行わせていただいています。特別養護老人ホームは終の住処ともいわれ、人生の最終段階を生きる高齢者にエンド・オブ・ライフケアを提供する重要な役割を担っています。高齢者さんの多くは、何らかの日常生活上のサポートを受けており、学生さんとコミュニケーションをとる中で、

「こんな年寄りが、若い学生さんにしてあげられることは何もない。世話になるばかりで情けない」

とご自身のことを話されます。あなたが聞き手なら、目の前の高齢者さんをどのように捉えますか。たいていの学生さんは、高齢者さんのできないことを多く発見し、

その要因は何かをアセスメントし、問題解決のための援助を開始するでしょう。つまり、高齢者さんを〔問題を抱え、援助を必要としている人〕と捉えるのです。その結果、高齢者さんのできないことは施設スタッフさんや学生さんによって補われていくでしょう。しかし、高齢者さんの気持ちはどうでしょうか。私の臨床経験上、高齢者さんは世話になる情けなさを重ね、ますます元気がなくなり、悲観的になっていくと感じます。

数日かかわらせていただく中で、学生さんは高齢者さんの違う一面を目にするようになります。高齢者Aさん（以後Aさん）は、同じ入所者であるにもかかわらず、入所して間もない高齢者Bさん（以後Bさん）の不安を察し、その人の置かれている境遇を丁寧に聞き、施設での過ごし方を説明されています。学生さんは、AさんにはBさんを気遣う優しさがあり、役に立とうとされているなと感じ、世話を受けつつも〈強み〉をもっている人〕へと捉えなおしをしていきます。そして、Aさんに自身の〈強み〉を意識していただくことで、さらに〈強み〉を活かした入所生活ができるのではないかとアセスメントし、

「Aさんは入所したばかりの方をよく観察されているのですね。Aさんが話を聞いた

り、施設のことを説明したりすることで、Bさんは心強いと思いますよ」と、感じたことを伝えていきます。すると、Aさんは、

「そうかな、大したことはしてないけど、役に立ってるのかな」

と素敵な笑顔をされます。Aさんの〈強み〉が発揮され、生き生きした自分を取り戻した瞬間です。


この現象におけるAさん個人の〈強み〉と、環境の〈強み〉について考察してみたいと思います。Aさんは満州で生まれ育ち、終戦後は日本に戻って人生の再構築をされた方です。心落ち着かない生活に伴う不安を痛感し、置かれた場所での生き方を幾度も学ばれたことでしょう。その学びこそが、Aさんの〈強み〉ではないでしょうか。時は流れ、Aさんは加齢や病気の影響によって自力での日常生活が困難となり、ご家庭の事情も相まって、住み慣れた住まいを離れて施設で暮らすことになります。その折にも、様々な喪失体験をされたことと思います。その喪失体験に適応できたのは、人生で獲得した〈強み〉を、現在の喪失体験を乗り越えるために活かせたからではないでしょうか。それだけにとどまらず、Bさんを助けることにも活かされています。高齢者さんは、人生の様々な苦難を生き抜く中で獲得した力を必ず持たれてお

り、周囲にいる人たちがその力に気づける感性と観察眼を持つことが大切だと思います。なぜなら、周囲にいる人たちは、高齢者さんにとっての環境であり、強みにも弱みにもなりうるからです。今回の事例では、施設の方は、Ａさんの〈強み〉を活かすことができるよう入所したばかりのＢさんの近くに席をセッティングする、関係を繋ぐといったかかわりをされていました。また、学生さんはＡさんが自身の〈強み〉を自覚できるよう働きかけており、Ａさんが望む、自分で生きるための、環境の〈強み〉となれたのではないでしょうか。

人は、人生の最終段階を迎えても、最期の時まで自分らしく生きる力を持っています。その力を信じ、これからも高齢者さんの〈強み〉に気づける一人の人間として、また看護教員として自己研鑽していきたいと思っています。

実践なき理論は空虚であり、理論なき実践は盲目である

――クルト・レビン（心理学者）

宝塚医療大学 和歌山保健医療学部看護学科　那須さとみ

「実践なき理論は空虚であり、理論なき実践は盲目である」という言葉は、社会心理学の創始者の一人であるクルト・レビンが提唱したものです。私は現在、看護教育機関で働いており、この言葉は看護基礎教育の原点に立ち返らせてくれる重要な言葉として、大切にしています。今回、この言葉との出会いを改めて振り返り、その意味について考えてみたいと思います。

私とこの言葉との出会いは、今から三十余年前のことになります。母校である看護専門学校の新米教員として勤務を始め、看護教員養成講習会の受講を前に教務主任であったA先生から書籍と共に贈られた言葉でした。書籍の方は記憶に残っていないのですが、

「実践なき理論は空虚であり、理論なき実践は盲目である」

という言葉は、私に強烈なインパクトを与えてくれました。〝これはどういう意味なんだろう？　そして、この言葉が講習会とどのような関係があるのだろう？〟と考えました。

さらに遡ってみます。看護専門学校に勤務する前に私が働いていたのは、現在でいうところの二次救急医療機関でした。その病院は救急患者の初期診療、緊急手術、

入院に対応し、二十四時間三百六十五日体制で患者を受け入れていました。特に脳血管系疾患の患者を多く受け入れており、手術や処置が成功しても、片麻痺や言語障害といった後遺症が残る方も多くいらっしゃいました。忙しい日々でしたが、看護を実践することに充実感を感じ、自分の経験に少しずつ自信をもつようになりました。

そんな私が、臨床の現場から看護教育の現場に移り、年齢がそれほど変わらない学生たちを前にして、看護とは何か、看護技術とは何かと講義をすることになりました。しかし、いざ講義を行ってみると、自分はほとんど看護について系統的に語ることができないことに気がつきました。自分が経験してきた数多くの看護実践について、現象を切り出し、実践の意味を明らかにする方法や言語をもち得ていないことに愕然とし、自己嫌悪に陥ってしまいました。そんな時にA先生から、看護教員養成講習会へのお話をいただきました。おそらく、A先生は私がかかえるこのような悩みに気づき、看護基礎教育について学ぶ機会を与えてくださったのだと思います。

私が受講したのは、平成四年度に兵庫県が主催した看護教員養成講習会でした。当時、兵庫県立看護大学の学長であった南裕子先生をはじめ、川口孝泰先生、新道幸惠先生といった著名な先生方から直接講義を受けたことを今でも鮮明に覚えています。

そこで学んだことは、看護や教育の現場で起こっている「なぜ」を解明するための理論と、「どうやって」を具現化するための方法と実践でした。認識の昇り降り、帰納法―演繹法、理論と実践の行き来など、学んだ内容はこれまで、〝理論よりも実践や経験がものをいう〟と考えていた私の認識を大きく変えるものでした。

さて、ここからは「実践なき理論は空虚であり、理論なき実践は盲目である」ことについて考えてみます。「実践なき理論は空虚である」とは、理論が現実の実践に基づかない場合、その理論は意味をもたないということを示しています。つまり、理論は実践に基づいてこそ意味をもち、現場での実践的な問題解決に役立つことができるのです。たとえば、看護師や教員が看護理論や教育学、心理学についての多くの理論を知っていても、それが実践と結びつかなければ、患者の健康回復や学生の成長を促すといった現実的な問題解決にはなりません。理論が単に理論としてあるだけでは、それは机上の空論に過ぎないのです。

一方、「理論なき実践は盲目である」とは、先の私のように、実践はあるものの〝なぜ患者のその行動が理解できたのか〟〝なぜそのように対応できたのか〟を十分に説明することができないといったことが起こります。極めて個別的、流動的、状況依存的な看護の現場で生じる現象について、経験値の高い一部の看護師は対応できたとしても、それは個人の能力にとどまり、知識の共有や看護の質の向上には結びつきにくいということが生じます。これは、看護教育の現場においても同じことが言えると思います。理論とは、個々の事実や認識を統一的に説明することのできる普遍性を持つ知識体系[1]であり、現場で起こる現象を切り取り、すくい上げるための視点を与え、実践に必要な知識やスキルを提供し、解決策を導いてくれます。

これらを整理すると、実践は理論に基づいて支えられ、また理論に対してフィードバックを提供する役割を果たします。同様に、理論は実践を通じて発展していくことができます。つまり、理論と実践は密接につながっており、相互に影響しあう関係にあるのです。どちらか一方だけでは最適な方法を見出すことができず、両方を組み合わせることで目的を達成することができるのです。

改めて、恩師が下さった「実践なき理論は空虚であり、理論なき実践は盲目である」という言葉は、理論と実践の間を柔軟に行き来しながら、次世代の看護師を育成していける看護教員になってほしいという願いがあったのではないかと振り返ります。大学の教員となった今、〝看護学教育において実践と研究活動の両方をバランスよく行っていますか？〟この言葉は自分を戒める言葉でもあります。

文献

1、舟島なをみ（二〇〇七）質的研究への挑戦 第二版、医学書院、二三頁

それを夢見ることができるならば、あなたはそれを実現できる

――ウォルト・ディズニー（ディズニー創業者）

国際医療福祉大学 福岡保健医療学部看護学科　中島　史子

言葉との出会い

ディズニーとの出会いは、幼少の頃、白雪姫の絵本を買ってもらったときからです。美しい絵とストーリーに魅せられました。ディズニーは、私にとってまさに夢見ることのできる世界でした。夢見るヒロインに憧れ、わくわくする気持ちを抱きました。ディズニーの言葉に、

「それを夢見ることができるならば、あなたはそれを実現できる」

という言葉があります。私は、これまで生きてきた中で、大切にしてきた言葉があります。それは、前進することです。実は、そのためには、夢見ることが必要でした。生きている限り夢見ることはできます。夢を実現するためには、行動を起こす必要があります。折に触れそのような考えがありました。

看護師になり、大学教員として生きていく

高校生の時の文集に、将来の夢として看護師と教員を挙げていました。山に向かって行くイラストを描いていました。その夢は実現し看護師として働きました。そして、がん患者さんと接する機会がありました。出会ったがん患者さん方は、さまざま

な背景をもつ患者さんでした。その方々のこれまでの人生についてお聞きすることがありました。特に余命を告げられた患者さんからの闘病中のお話を思い出します。あの時こうしていけば良かった、後悔することもあると言われていました。その中で、私はたとえ突然死期が訪れても悔いのない人生を送りたいと思うようになりました。患者さんから貴重なお言葉をいただき、自分自身の人生について改めて考えました。残された時間をどのように生きるのか。私は、常にこのことを考えて過ごすようになりました。看護師として二十数年三交代制で勤務する中で、いつもその言葉に背中を押されて進むことができました。その中で、今度は学ぶことを夢見るようになりました。大学院卒業後、ご縁をいただき大学教員となり、十年あまりですが充実した日々を過ごしています。

中島　史子

これからの人生

私は、看護師と教員の二つの夢を叶えることができました。夢見ることは、未来形で希望につながり、やがて生きる力に変わると思います。夢を実現させるためには、今何をするべきか考え行動に移すことが必要です。夢見ることを止めることはできません。結果はすぐには現れないかも知れませんが、少しずつ前進することです。自分を信じて行動することが大切です。急がず、焦らず、マイペースで、現在体感している不自由さも認めながら少しずつでも前進したいと思います。人生一度きりです。自分次第だと思います。そのために夢見ることを続けます。

あるあるある

――中村久子自伝『こころの手足』より

「ある　ある　ある」は中村久子自伝『こころの手足』の中の詩のタイトルです。
私は、無いものばかり見て、他の人より出来ないことを思い悩み、動かない私。
中村久子さんの、身体の不自由さのなかで「ある　ある　ある」と言える生きざま。

生きるために強くならざるを得なかった生い立ち。

本の内容は中村久子さんの人生のほんの一部分。そのほんの一部でさえ壮絶で、日常生活の動作も自分で行うための工夫も並大抵ではなかったことも書かれています。

そんな大変な人生にも拘わらず「ある　ある　ある」と言える中村久子さんに対して、私は言葉が出ませんでした。中村久子さんより「ある」を持っている私は、「ある」を使わなければ意味がないと思いました。手がある　動く指がある　足がある　動く足がある。贅沢ですね。自分が恥ずかしい。他人と比べず、自分が持っているものを使う。工夫しよう。と思いました。

特定医療法人社団宏仁会　寺岡整形外科病院

社会福祉士　中居　朝美

中居　朝美

現在、私は寺岡整形外科病院にて入退院支援のお仕事をさせていただいています。患者様・ご家族に思うことは、骨折して一時的にＡＤＬが低下し手術・リハビリで回復されるのですが、患者様・ご家族は入院前のＡＤＬに完全に戻ってないことに目が向いていることが多いと感じます。骨折で動けなくなったところからここまで回復できた。ここまで回復するのも大変なこと。ここまで回復できたのは、病院での治療の効果　患者様の努力　それを支えるご家族　患者様を支援する周りの人達　たくさんの「ある」のおかげだと思います。

患者様の「ある」　ご家族の「ある」　病院の「ある」　周りの「ある」。「ある　ある　ある」。失っているものに目を向けるのではなく、今あるものに目を向けてほしい。今、患者様が持っているものがある。支援している人達がいる。ここまでやった。努力した。周りに支えられていると、「ある」に目を向けていただきたい。

しかし私も、人に偉そうなことは言えません。私自身も同じ。無いものばかりを見て落ち込んで何も進まない。時間は経つばかり。落ち込む前に中村久子自伝「あるある　ある」を思い出して「ある」に目を向けていくようにしています。

「ある　ある　ある」は、素敵な響きです。ずっしりとした芯があるものだと、私は感じています。中村久子自伝「ある　ある　ある」に私は支えられています。

入院中は二十四時間医療体制が整っていますが、退院後の生活を見据えて退院後も継続して安全に生活できるように支援させていただいています。退院後の生活をどうするか、医療面・福祉面で継続が必要なもの、今後必要なものは何か、患者様・ご家族の自助は何か。患者様自身や患者様の周りの環境で、私は「ある」を探す。その「ある」によって退院支援を行い病院から地域へと支援を繋いでいく。私にとって「ある」に目を向けてこそ支援ができる。患者様に今、何が「ある」のかに気づいていただけるように、共に「ある」を見つけていきたいと思います。

そんな毎日が「ある　ある　ある」に支えられています。これからも「ある」を探していきたい。患者様と共にこれからも沢山の「ある」を探していきたいと思います。

唯一無二

安田女子大学 看護学部看護学科
津間 文子

看護教育に携わるようになり今年で二十四年目になりました。その間、多くの学生と出会い、それは全て唯一無二でした。私は看護職として、助産師学校を卒業して四十年になります。まず、助産師として十六年経験した後、次に母校の専任教員を経て、現在は大学で看護師・助産師養成を担っています。臨床でも教育の場でも共通した信念は、「唯一無二の出会いの場に臨むにあたり後悔の無いように全力を尽くす」、ことです。臨床においては、いよいよお産になる分娩介助の際に心の中で唱えていたこの言葉は、教育に移っても、心がけています。いずれも、命の誕生、助産師の誕生という〝誕生〟の場という、人生においてかけがえのない場面に対峙する信念が行動につながるからです。

助産師として分娩介助した件数は五二四件、教師としてかかわった学生はのべ二千人。学生の中で助産師養成にかかわった学生は三十人と、決して多くはありませんが、どれもみな貴重な経験であったといえます。臨床では正常経過で問題なく出産した事例のみでなく予測なく異常に移行した事例もあるし、教育では課題を難なくこなす学生もいれば課題に難儀して成長する学生もいます。助産師としての臨床で経験した唯一無二の出会いの場面を講義で再現することで、看護教育にとって重要な臨床的な示唆とすることができたのではないかと思っています。それ故に平凡な毎日の実践の中には深い意味があることを実感できるのです。

昨年、四年間担任した学生たちが巣立っていきました。学生たちの成長は目覚ましく、現在はそれぞれの職場で看護職として勤務していますが、自分自身も教育者として成長させてもらった四年間でした。担当した学生との唯一無二の出会いは、それまでの経験の集大成でもあったと思います。妊産婦も学生も、〝誕生〟に希望を持って私の前に存在しています。その希望を叶えるための力は、日々の研鑽と努力により修得できるのです。支援に際して、人並以上に努力をしたかと問われると自信をもって答えることはできませんが、自分なりの誠意を尽くしたと答えることはできます。それは、共に歩んだ学生達も同様でしょう。看護教育では、毎年三月に学生を送り出し四月に新入生を迎えます。それは、すべて〝唯一無二〟。このパワーワードを支えにこれからも繰り返される出会いを大事にしていきたいと思っています。

自分自身はけっして感じたことのない他人の感情のただなかへ自己を投入する能力を、これほど必要とする仕事はほかに存在しないのである。―そして、もしあなたがこの能力を全然持っていないのであれば、あなたは看護から身を退いたほうがよいであろう。看護師のまさに基本は、患者が何を感じているかを、患者に辛い思いをさせて言わせることなく、患者の表情に現れるあらゆる変化から読みとることができることなのである。

―― F・ナイチンゲール

四国大学 看護学部看護学科　檀原いづみ

ナイチンゲールの言葉に支えられて

檀原いづみ

　助産師として働いていた○月□日、私はリーダー業務でした。午前十時ごろB助産師が、切迫早産（妊娠三十七週二日）で入院しているAさんに関して「朝食後からAさんが『おなかが張って痛くなってきました』と訴えられています。今は不規則ですが間隔が短いので気になります」と、リーダー業務をしていた私の所に報告に来ました。Aさんは子宮収縮抑制剤の点滴治療中であったため、私もB助産師と一緒にAさんのところに伺い腹部の張を観察しました。確かにかなり強い張りであったため、外来で診察中の医師に報告をすると、子宮収縮抑制剤の点滴数を増やすように指示されました。私はB助産師に医師からの指示を伝え、再度Aさんのところに伺い腹部の張を観察しました。規則的に陣痛が来ているように思った私はAさんに
「おなかの張りの間隔はどのくらいになってきていますか？」
と尋ねると、二人目の妊娠であるAさんは
「陣痛の様におなかが痛いのです。間隔も短くなっている様に思いますが大丈夫で

しょうか?」
と不安な様子で訴えられました。私は分娩陣痛だと確信したためAさんに
「おなかの赤ちゃんが出たいと思っているようですね」
と伝えると、「そうでしょうか?」とAさんは少し笑顔になりました。私は医師から
の指示をB助産師に伝えたにもかかわらず、子宮収縮抑制剤を医師の指示とは反対
に、もっとゆっくりにして、B助産師にAさんのそばにいて観察してほしいことを伝
え、再度医師に
「すでに分娩陣痛が来ているため、病室から陣痛室に部屋を変えたいと思います」
と報告をしました。すると医師から
「子宮収縮抑制剤の点滴から五%ブドウ糖液に変え様子を見てください」
という指示でした。Aさんに
「赤ちゃんが生まれてきてもいいように先生(医師)が準備をしましょうと言われま
した」
と伝え、B助産師と一緒に病室より陣痛室にストレッチャーで移動しました。Aさんは
「産めるんですね。よかった」と安心したようでした。

外来診察中の医師がAさんのいる陣痛室に来て診察をし、胎児の状態の事や出産時に小児科医に見てもらえるようにすることの説明をして下さり、Aさんのご家族にも連絡をして出産に向けて準備していることをお伝えしました。B助産師は陣痛室でAさんの腰をさすりながら一緒に呼吸法を上手にしていました。Aさんは病室にいた時と違い、お産に向けて明るく元気になられたような気がいたしました。

お産はかなり早く進み無事出産することができました。二六〇〇グラムあり小児科の先生にも見ていただき、産科病棟で他の児と一緒でも大丈夫とのことで、Aさんはとても喜ばれていました。その後、Aさんは産後の経過も順調で、母乳も良く出ており赤ちゃんの吸啜力も良かったため元気に成長し、母児共に退院することができました。

数年後、産科病棟で退院された方々を対象にアンケート調査をして研究を行うメンバーが結成されました。私は研究メンバーではありませんでしたが、この研究を行っていたメンバーの一人が、一枚のアンケート用紙を私の所に持ってきてくれました。「お礼が書いてあるので、お渡ししたほうが良いと思いましたので持ってきました」とアンケート用紙を私に渡してくれました。アンケート用紙の欄外に、以下のことが書いてありました。

「切迫早産で入院していた時『おなかの赤ちゃんが出たいと思ってるようですね』といわれた一言がどれほど私を励ましてくれたか分かりません。本当にありがとうございました」

と記載されていました。切迫早産で入院されている方は多く、名前と顔が一致しないことが多いのですが、自分が分娩介助をした方は覚えています。しかし、Aさんの分娩介助をしたのはB助産師でありどうして私なのかと思いました。Aさんは切迫早産で子宮収縮抑制剤の点滴中であるにもかかわらず、おなかはかなり張っていました、張っている間隔も短くなっていたので、私はとっさに胎児の状況を考えたことを思い出しました。それにしても、Aさんが入院されていた時から数年経過しているにもかかわらず、お礼の言葉を書いてくださったのは、それなりの理由があるのかなと思いました。

私が大切にしているナイチンゲールの言葉があります。それは

「自分自身はけっして感じたことのない他人の感情のただなかへ自己を投入する能力を、これほど必要とする仕事はほかに存在しないのである。―そして、もしあなたが

この能力を全然持っていないのであれば、あなたは看護から身を退いたほうがよいであろう。看護師のまさに基本は、患者が何を感じているかを、患者に辛い思いをさせて言わせることなく、患者の表情に現れるあらゆる変化から読みとることができることなのである」[1]

です。この言葉を支えに看護実践をしてきました。切迫早産で入院していたAさんにとって、子宮収縮抑制剤の点滴をして妊娠継続をしなければいけない時にもかかわらず、おなかが張っていることに関して不安を感じていたと思います。Aさんは自分の事より、胎児（赤ちゃん）のことが一番気になっていたと思います。その胎児（赤ちゃん）の立場に立って発言した

「おなかの赤ちゃんが出たいと思ってるようですね」

の言葉にAさんが救われたのかなと思いました。私は看護学生の時、ナイチンゲールの著作集を学び、看護に躓いたらナイチンゲールに立ち返るように教育を受けました。そのことが役に立ったのかなと思った嬉しい出来事であったとともに、私たち医療従事者のひと言が、対象者の心を良くも悪くもするということを理解して、日々看護をする必要があると改めて感じた出来事でした。

引用文献

1、F・ナイチンゲール、湯槇ます・薄井坦子・小玉香津子他訳（二〇一三）看護覚え書、現代社、二二七頁

ユーモアとは、にもかかわらず笑う

福山平成大学 看護学部看護学科　田村　美子

ポジティブに生きる

ドイツのことわざに「ユーモアとは、にもかかわらず笑う」があります。このことわざは、苦難や困難に直面しても、笑顔を失わずに前向きに生きることを意味します。

私が尊敬しているアルフォンス・デーケン先生は、「にもかかわらず笑う」を座右の銘としていらっしゃいました。デーケン先生は、上智大学で「人間学」「死の哲学」「死への準備教育」[1]を教授されていました。デーケン先生の「死生学」の講義を二十年前に一度聴いたことがあります。その当時、看護学校で「生と死」について学生にどのように教えればよいか悩んでいました。デーケン先生の講義は、大変ユーモアがあり楽しい内容で、あっという間に時間が過ぎました。死生学の考え方は、「自分自身を知ることで、生と死に対する不安を克服することができる」というものです。

そのためには、自己探求、瞑想、芸術、哲学などを通じて、自分自身の本質や生きる意味について考えることが必要だと思います。

「にもかかわらず笑う」は、困難な状況にあってもユーモアを忘れず、笑うことによって、人間は自分の苦しみを和らげることができると考えます。また、他人に対しても笑顔を見せることによって、その人々にも希望と勇気を与えることができると思います。この言葉を生かしていくためには、自分自身に対して前向きであることが大切です。困難な状況に直面しても、自分自身を励まし、明るく前向きに考えることが必要です。また、他人に対しても、優しく、思いやりのある行動をとることが大切です。さらに、自己探求を通じて、自分自身の本当の望みや目標を見つけ出し、それに向かって進むことが大切だと思います。

ネガティブな感情を吹き飛ばす

怒りや悲しみなどのネガティブな感情は、辛い時や苦しい時には自然な反応かもしれませんが、これらの感情が長期間続くとストレスや心身の健康に悪影響を与える可能性があります。

ストレスの大部分は、人間関係から生じます。怒りを表面に出すと自分自身の心が怒りで満たされ、その怒りの感情が他人も伝わることがあります。困難な状況に直面した時には、自分自身に対して優しく、自分の感情に真摯に向き合うことが大切です。自己を受け入れることができれば、怒りや悲しみの感情を和らげることが可能になります。

人間関係を維持していくなかで、ユーモアは重要な役割を果たします。ユーモアは人々を結びつけ、コミュニケーションの媒体となります。また、ユーモアは私たちが困難を軽減し、ネガティブな感情を軽くする方法でもあります。ユーモラスな冗談を言ったり、笑いを共有したりすることで、自分自身や他人との間の緊張を和らげ、心地よい気分を作り出すことができます。

ポジティブな生活を送るためには、困難やストレスと上手に付き合い、自己探求を続け、他人との良好な人間関係を維持することが必要です。

「にもかかわらず笑う」は、人生において必ずしも簡単に実践できるものではありません。このことわざを心に留め、日々の生活の中で意識的に実践することで、自分自身と周りの人々の心を穏やかにし、様々な困難を乗り越える力となり、未来を切り開く原動力になるかもしれません。

引用文献

1、アルフォンス・デーケン（二〇〇〇）死を教える（叢書）死への準備教育、メヂカルフレンド社

人生に無駄な事など何一つない

松本看護大学　看護学部看護学科　関永　信子

一人暮らしをしてみると

今回のテーマについて、自分の生き方につながる言葉は何か、振り返ってみましたが、これというものを持っていないことに気づかされました。そこで私の暮らしをみつめることで生き方につながる「言葉」を探ってみたいと思います。

独り暮らしを始めて十年経ちました。若いころの独り暮らしと異なり、六十歳を過ぎてからの独り暮らしは、孤独と向き合いリスクを背負う覚悟が必要でした。

さて、独り暮らしの始めに、一番先に決めたのは、料理はしないことでした。家族のために正月のおせちは、年末の二十九日頃から準備し三十一日の午前中に出来上がるように計画していましたが、きっぱりと辞めました。料理というのは食べてくれる人がいるからあれこれと、思いをめぐらせ作るのですが、食べてくれる相手がいない独り暮らしともなると食事は雑になってしまいますが、私は実にその通りでした。

次に辞めたのは、四季折々の行事も極力無視することでした。三月の桃の節句、五月の子どもの日、七月の七夕など挙げたらきりがありません。独り暮らしの私には、こうした行事が遠い存在となったのです。掃除や洗濯もまあまあ適当でした。

急かされるようにあれもこれもやらねばと、自分に課していたことを一つずつ辞めていくと、爽快感すら感じてきたのです。そして気づかされたのは、人生を楽しんで生きてこなかったことを思い知ったのです。

うまくはいかない

四季折々の行事も無視した私は、正月から爽快でした。誰かを尋ねることもなく、誰かに尋ねられることもなく、独り暮らしに満足しました。

何もしないと決めたのですから、日常生活はこれまで通りに送ればいいのです。といっても何のことはない、するのは授業の準備や実習の準備でした。なんせ私は無理、無駄、ムラが多い、三拍子揃っているのですから、人並みにしていたら遅れをとり同僚に迷惑をかけることになります。少し早めにやるくらいで丁度いいのです。

そういえば十年前に亡くなった母は、当時五十歳を過ぎた私に

「仕事は知っている人に良く聞いてしなっせ」

と妙に説得力のある話をしたのを思い出しました。その当時は「う、うん」と半ば生返事をしていたのですが、いわれてみると母は、私の力量をよくよく知っていたのでしょう。

さて話を元に戻しましょう。何もしなくなった私は、毎日の食事はコンビニやスーパーの出来合いの総菜で間に合わせるようにしたのですが、実はあまり長続きはしませんでした。高齢者にとってコンビニやスーパーの総菜は、味も濃く、量も多いのです。最初はルンルンの私でしたが、すぐに飽きてしまいました。

生活を楽しむ

ほぼ毎日のようにコンビニやスーパーで買い物をしていた私でしたが、こうした食生活を見直し始めたのは、弁当作りからでした。一週間の献立を決めると、買い物は週に一回と決めました。土日は弁当のおかずをまとめて作ります。後は冷凍し当日の朝そのまま弁当箱にポンポンと入れると出来上がりです。

弁当箱もあれこれ買い込んで気が付けば十個ほどになっており、引っ越しのたびにしまい込んでいた段ボール箱から似たようなものが出てきました。好みは漆塗りの曲げわっぱの弁当箱です。百貨店の実演販売で見かけ、バッグに収まる楕円形の弁当箱は軽く即、購入しました。弁当箱も日によって変えると、作るのが楽しくなります。彩や栄養のバランスを考え料理を楽しみました。

関永　信子

ある日、多めに作った弁当を同僚に食べてもらうと、「美味しい」の一言が返ってきました。単純な私は俄然やる気になったのです。その日から今日まで何とか続けています。次に掃除や洗濯ですがこれも適当でした。毎日の洗濯は風呂の残り湯で十分でした。

思い起こせば、昭和三十年代、まだ洗濯機が一般家庭に普及していなかった頃、母は平たい石の上に洗濯物を載せ、洗濯板でごしごしと洗っており、かがんだ姿が記憶に残っています。また洗濯の手伝いもしていたせいか、手洗いを負担に思うことはありませんでした。すぐに購入したのは、激落ちと評判のウタマロ石鹸と台所用の小さな洗濯板でした。

それから毎日の通勤は徒歩でしたので、安全で疲れない靴選びは必須でした。特に高価な靴ではありませんが、靴底は歩き方の癖で外側が削れる傾向でした。何度も靴を修理し、大事に靴を履いていましたが、修理できないくらいに傷み、購入から十年目に廃棄しました。

人生に無駄な事など何一つない

日々の暮らしを楽しく送っていなかった反省から、独り暮らしの生活を極端な方向に舵をきったのですが、気が付くと生活を楽しむこととは、何気ない暮らしに喜びを見出すことだと教えられました。また、晩年は病により伏せることが多かった母からは、他者の意見に耳を傾けるすべを教わったように思われます。それは豊かに生きるための工夫と思われるのです。過去の記憶や体験、好みの物への想い、何気ない会話、やりがいが人生に彩を添え、豊かな生活に変えていくことを実感しています。そう考えると日々の生活に「無駄な事など何一つない」と確信できるのです。以上から、暮らしの中で見出した私の生き方につながる「言葉」は「無駄な事など何一つない」ことでした。

令和二年保健師助産師看護師学校養成指定規則の改正により、看護基礎教育の対象者のとらえ方は「療養する人」から「生活する人」へ変換しました。対象者への生活基盤の理解が求められる今、高齢の私が伝えられるのは、日々の暮らしではなかろうかと思っています。

学ぶにあらざれば
以て才を広むるなく、
志あるにあらざれば
以て学を成すなし

——諸葛亮孔明

川崎市立看護大学 看護学科　洲崎　好香

劉備元徳を支えた蜀の軍師、諸葛亮孔明の名前は、三国志の中でも知名度の高い人物です。私も三国志の中で一番好きなキャラクターは諸葛亮孔明ですが、その言動は数多くの輝かしい功績に裏打ちされていることもあり、誰もが魅了される人物ではないでしょうか。

諸葛亮孔明が遺した「誡子」の書に、

「非学無以廣才、非志無以成学（学ぶにあらざれば以て才を広むるなく、志あるにあらざれば以て学を成すなし）」

という一節があると記されています。学ぶことで才能は開花する、志がなければ、学問の完成はないという意味です。

諸葛亮孔明は、並外れた才覚の持ち主であるだけでなく、性格は穏やかで情にも厚かったため、多くの人に慕われていたようです。看護に向き合う者として、このようにありたいものです。

私は、学ぶことで人間の可能性を追求し、自らの可能性を信じることが大切だと思います。また、諸葛亮孔明の多くの成功から感じる共通点は「自分の可能性」を信じることです。

あなた自身も自らの、またあなたが接する人の可能性を信じ、そして志をもって才能を開花させてほしいのです。だからこそ毎日の学びが必要なのだと思います。私は、「非学無以廣才、非志無以成学」という言葉に励まされ、博士後期課程を修了し、博士号（看護学）を取得することができました。現在は、ドローン技能士として国家資格も目指しています。

また、私には諸葛亮孔明に匹敵する人物がパートナーとしてもいてくれることを感謝し日々を過ごしています。

私はこれからも諸葛亮孔明のように多くの学びを求め、更なる才能を開花させていくことができればと思います。

参考文献

1、宮川尚志（二〇一一）諸葛孔明：「三国志」とその時代、講談社学術文庫、二三〇頁
2、中林史朗（一九八六）諸葛孔明語録（中国古典新書続編四）、明徳出版社、一七八―一七九頁

私はできることをする

広島大学大学院 医系科学研究科　地域保健看護開発学　菅井　敏行

私はできることをします。「私ができることをする」のでもなく、「私にできることをする」でもなく、「私もできることをする」のでもありません。そして「私たちはできることをする」のでもありません。「私はできることをする」という、少し自分勝手に聞こえるこの言葉ですが、私が日々大切にしている言葉です。

人はいつも前を向いているわけではありません。ですが、いつも下を向いていたり、後ろを向いているわけでもありません。前に大きく進むこともあります。私も人生のなかで喜び、楽しみ、悲しみ、苦しみを経験し今を迎えています。人生は平坦ではありません。

悲しいときや、苦しいときには「私ができること」、「私にできること」を考えることは負担です。その時の自分自身に合わせた「できること」があるはずで、それを探してまず行います。疲れたり、傷ついたときは、自分を癒やします。自分自身を丁寧に癒やすことができるのは、自分自身です。そんなとき、私はできることをします。

ところで、「できること」をしながら進む自分が、同じ方向を向く人と出会ったら、共に歩み、その人たちの歩みに加わり、その人と同じように、「私も」できることをするとよいと思っています。そんな人たちに多く巡りあったのならば、その人たちと共に「私たち」はできることをするとよいとも思っています。

「私ができること」を増やしていくと、多くの同じ方向を向く人たちと思いもかけない場所で素晴らしい出会いがあり、喜びや影響を受け、意気投合することがあります。私もそうでしたが、こんな出会いに導かれて「私も」そして「私たち」ができることも広がっていきます。

看護教育に向き合い、自分に向き合う日々を過ごす私は、この言葉を大切にしています。

諦めない

――わが恩師より

新見公立大学 健康科学部看護学科　塩見　和子

前進できるパワーワード

私が看護教育に導いてくださった恩師に相談した際、〝慌てない・焦らない・諦めない〟という言葉を頂き、見通しが立たない時にも前進できるパワーワードとして大切にしています。

人が〝慌てる〟状況とは、「何をしてよいか分からず、うろたえさわぐ。驚いてさわぎまどう（広辞苑）」ことです。したがって、慌てて行動すると、最終的には多かれ少なかれミスをして、想定した成果を得ることができないこともあるでしょう。

〝焦る〟状況とは、「気がいらだって足をばたばたさせる。せいて気をもむ。いらだつ。じりじりする（広辞苑）」ことです。先の〝慌てる〟ことよりも身体的活動は小さいかもしれませんが、内心はかなり落ち着かない状況に置かれています。焦りの心境に陥ってしまうと、その先には慌ててしまった結果と同様になる可能性が高いことは察することができます。どのような時にも自分の感情をコントロールできる人は、周囲の状況を見ながら物事をより正確に見極め、進めて行くことができるでしょう。

〝諦める〟ことは、「思い切る。仕方がないと断念したり、悪い状況を受け入れたりする（広辞苑）」ことです。自分が頑張ってきたこと、苦労してやってきたことを放り出すこととなり、のちに後悔はするかもしれませんが解放されて心身ともに楽にもなり、意外とたやすいことでしょう。負担で苦しいと感じれば、サッと諦めることも生きていく上で必要なことかも知れません。しかし、諦めようと思った時に立ち止まって考えられる人は、別の策を考えることも可能でしょうし、他者に相談して、よい手立てを考えられるチャンスの機会を自ら生むことも可能となるでしょう。

私は「諦めない」ことは〝そのことに深く向き合うこと〟と捉えています。諦めなかった人は、おそらく、簡単に手放そうとするのではなく、おそらくじっくり考え、よりよい方法を考え抜いて、その先の道は見えないけれども、諦めずにその時点でできることをやってみようと考え、あるいは真っ暗な長いトンネルの先に見える針先のような光に希望を持って前に進まれたのではないでしょうか。「諦めない」ことは、その後の苦労を伴います。苦労の重さも人それぞれ異なるでしょう。しかし、諦めなかった経験は決して無駄ではなく、必ずその後に生きてくるものです。

私は〝諦めない〟という言葉によって、次第に〝できる〟と思えるようになります。まさに究極、困った時のパワーワードです。

『明日の自分は今日の自分に勝つ』

園田学園女子大学　人間健康学部人間看護学科　実藤　基子

「負けない心」で希望を拓く

実藤　基子

私は臨床看護師を経て大学教員となり、現在に至っています。その時々を振り返ると、苦しかったり、辛かったりした事がたくさんありました。もうこれ以上、この場に留まることは難しいかな、と弱気になったりもしました。

このように、長年仕事をしてきた経験の中で感じるのは、物事には自分ひとりの努力で解決できること、できないことがあり、圧倒的に後者の方が多いということです。特に人間関係は繊細かつ複雑な問題です。私はこれまで幾つかの職場で勤務をしてきましたが、いずれも人間関係が円満で、日々楽しく働けるといった職場はありませんでした。若い頃は少なからず上司や同僚の言動に傷つき、不愉快な思いを引きずって仕事をしてきました。明るい未来が想像できず、希望をもつことができないこともありました。

しかし、それでも人間関係を理由にして辞めなかったのは、自分の掲げた目標や信念を見失わなかったからだと思います。臨床看護師時代は患者への看護、教育職に就いてからは学生への教育といった目標があり、自分の行いの指針となる信念でした。

それは、ある女性宗教家の仏教思想を根本として示された著書のなかで出会った言葉があったからです。女性宗教家は、努力したって報われないことの方が多いし、新しいことをやったとしても失敗はつきものであると、社会生活において直面する困難を認めたうえで、

〝失敗しても、ゼロからだって、マイナスに戻ったって、どこからだって自分はがんばれる。何度でも何度でもチャレンジして、『明日の自分は今日の自分に勝つ』〟

と明言されていました。さらに、

〝過去に失ったものがあったとしても、未来は失われない、だから『負けない』の精神で未来を拓くのです〟

と、人生の指針を示してくれました。

この指針を念頭におくと、人は自分と他者を比べたり他者と争ったりする必要など

なく、自分自身がどのように物事を考えて日々行動するかという事の大切さが分かります。

『自分に負けない』、『明日の自分は今日の自分に勝つ』という指針は、対人関係で悩み、自己の思い通りに物事が進まない事へ捉われている私の心に注がれ、温かな燈火となり、未来を明るく捉え、希望を見出すことができました。

実藤　基子

人は何のために働くのでしょう

――名言に学ぶ

元 福山平成大学 看護学部看護学科　才野原照子

二〇〇〇年代初頭、看護管理を担っていた私は、看護組織の自治会冊子（年刊）の巻頭文を書く機会をいただいていました。そこに〝何のために働くのか〟という問いを投げかけ、「働く理由」を語る著名人の言葉を年四例ずつ紹介したことがあります。〝人生はあなただけに与えられた応用問題〟と述べる戸田智弘が著した『働く理由―99の名言に学ぶシゴト論』や、名著として知られるフランス哲学者アラン著『幸福論』を新訳、再構成した齋藤慎子訳『アランの幸福論』（いずれもディスカヴァー・トゥエンティワン刊、二〇〇七）から、これはと思う文章を選びました。これらはその後研修会資料などでも引用し、機会あるごとに後輩たちに紹介しました。

看護の仕事は想定以上にハードです。リアル体験に戸惑う新人ナースが例年います。仕事が自分には向いていないのではないかと悩む人もあり、辞めたいという人もでてきます。慣れない管理職に戸惑う人もあります。年齢や職歴に関わらず、その多くの人たちが仕事への向き合い方に戸惑っているように見えました。そこで、何らかのヒントにと思い、これらの言葉を紹介することにしたのです。機会をとらえてはエールの気持ちを後輩たちに伝えたいと思いました。

―私が選んでよく紹介した言葉―

★この世界で私に与えられた仕事は、きわめて限られたものかもしれない。だが、それは私に与えられた仕事であるという事実ゆえに、かけがえのないものである。

マザー・テレサ（カトリック修道女）

★人は働きながら、その人となってゆく。人格を形成するといっては大袈裟だけれど、その人がどんな仕事をして働いてきたかと、その人がどんな人であるのかを、切り離して考えることはできない。[1]

小関智弘『仕事が人をつくる』（岩波新書）

★職業。――職業は生活の背骨である。[2]

ニーチェ『ニーチェ全集5　人間的、あまりに人間的①』（ちくま学芸文庫）

★興味があるからやるというよりは、やるから興味ができる場合がどうも多いようである。[3]

寺田寅彦『寺田寅彦随筆集　第一巻』（岩波文庫）

★すべて人生のことは「させられる」と思うから辛かったり惨めになるので、「してみよう」と思うと何でも道楽になる。[4]

曽野綾子『自分の顔、相手の顔』（講談社）

★仕事はすべて、自分に権限があるかぎりは楽しめるが、従わなければならなくなるとおもしろくない。[5]

アラン『アランの幸福論』（ディスカヴァー・トゥエンティワン）

引用文献

1、小関 智弘（二〇〇一）仕事が人をつくる、岩波新書、一九三頁
2、フリードリッヒ・ニーチェ著、池尾 健一訳（一九九四）ニーチェ全集5 人間的、あまりに人間的①、筑摩書房（ちくま学芸文庫）、四五一頁
3、小宮 豊隆編（一九九三）寺田 寅彦随筆集 第一巻、ワイド版岩波文庫、二四九頁
4、曽野 綾子（一九九八）自分の顔、相手の顔 自分流を貫く生き方のすすめ、講談社、一一五頁
5、アラン著、齋藤 慎子訳（二〇〇七）アランの幸福論、ディスカヴァー・トゥエンティワ

ン、一四〇頁

『自己批判』は、決して否定的な側面だけでなく、あなたを安全な場所に導いてくれようとしているのかもしれない

令和健康科学大学 看護学部看護学科　齋藤　嘉宏

私は大学教員として後進の育成に携わり、認知行動療法を専門に研究活動を行っています。認知行動療法とは、認知面や行動面に働きかけ、最終的に自分自身で困り事を解決していくことを目的とした精神療法ですが、ここで述べる認知とは、「ものの考え方や捉え方」を意味しています。

私は、学生への認知行動療法の教示に加え、精神に障がいをもたれた方への介入を通し、偏った否定的認知は行動や気分感情などに大きく影響すること、自己批判は内省や振り返りといった要素はあるものの、過度に偏った自己批判は肯定的認知・行動に繋がるとは言えないことを伝えていました。しかし、なぜか私のなかでは自己批判は絶対悪として存在し、大学やクリニックでは、偏った認知ではなくバランスをもって物事を俯瞰する大切さを伝えていたにもかかわらず、自己批判だけは絶対悪と完全に偏っていました。そのことに気づいたのは、MSC Japan（Mindful Self-Compassion Japan）の研修を受講したからでした。

私自身に目を向けると、出来ていない点を探しては自己批判を繰り返し、否定的認知を増強させるという悪循環に陥ってきました。そんな中、ＭＳＣの研修で自己批判を扱うセッションを受けた際、この金言を受け取りました。それまで『自己批判＝

齋藤　嘉宏

絶対悪』と無意識に位置づけ、自己批判に没頭する時間を長く過ごしてきた私は、人生で無駄な時間を過ごしているといった後悔の念も持ち合わせていました。しかし、この金言により私の歩んできた人生は意味づけされたように感じたのです。

『自己批判』したからこそ、危機的状況から脱する解決策を模索し、自分自身を安全な場所に導こうとしたのではないかという内容です。自己批判がすべて肯定的なものに繋がるということではなく、要は捉え方（認知）の問題なのです。『自己批判＝絶対悪』と捉えていた言葉が、捉え方によってこんなにも劇的に変化することを、私は身をもって知りました。それからは、自己批判に没頭しそうになるとき、頂いた金言を「自己批判は、安全な場所へと繋がる一要因」と短縮・反芻し、過度に自己批判に囚われるのではなく、自分に思いやりを向けるようにしています。看護職は、対人援助職として自己批判をしてしまう機会が多いのではないでしょうか。そんな時、私が受け取った金言を皆さんにも思い出して頂ければと思います。

当たり前なことは一つもない

福山平成大学 福祉健康学部健康スポーツ科学科　近藤　千穂

近藤　千穂

養護教諭として勤務し二十数年、これまでのキャリアを振り返っても感染症がこんな形で先進国である日本の日常を変えるとは思いもしませんでした。

二〇二〇年、学校では、子ども達を感染から守ること、教職員はウィルスを学校に持ち込まないことを肝に銘じ、学校が再開されてからは文科省が示したマニュアルを元に対策に必死でした。子ども達は家庭で健康観察を受け登校しますが、学校で体調を崩す場合もあり、マニュアルには迎えを待つための別室を設けるよう示されました。保健室は病気の疑いのある児童を一時的に休養させる場所でもありますが、保健室登校や救急処置対応、健康相談等を常に行っており、すべての機能維持が重要です。心身の健康に不安を感じる時は、いつでも誰でも利用してよい保健室ですが、子ども達を感染リスクから守ること、体調不良の子ども達には不安を与えないようにケアすること、差別・偏見が起きないように対応すること、二つの保健室を駆け巡り、神経をすり減らし、一つの保健室でよかった日々が懐かしく、当たり前な日常に戻りたいとばかり考えてしまいました。

子ども達だって、多くのストレスで疲れきっているはず…。でもどうでしょう。来室した児童の多くは、マスク越しでの会話を楽しんで笑い合っているし、激しい運動や人と絡み合う運動をしないようにと無理難題を言われても、できる運動をして喜び合っているではありませんか。これまで子ども達が思い切り体を動かして遊ぶことも、おしゃべりしながら食事を楽しむことも当たり前のことと思っていましたが…。そんな時に目にしたのは「当たり前なことは一つもない」という言葉。すべての日常は、素晴らしい運や奇跡、陰で支えてくれている人等、いろいろな巡り合わせの結果でもあり、また、当たり前は人によっても基準が違うと解説されていました。探そうと思えば不満はいくらでもありますが、今あるものに目を向ければ、小さな幸せや価値あるものが見つかり自然と感謝の気持ちが湧いて前向きになれます。更に子ども達は、新しい日常を楽しんでいるようにさえ見え、その柔軟さ、たくましさに感嘆し、逆にエネルギーをもらった次第です。

コロナ禍、困難を多く抱えることになった子ども達もたくさんいます。未来ある子ども達のために、立ち位置は変わりましたが、今後も私にできる精一杯でサポートしたいと思います。

君にとっては1／10000でも、その人にとっては1／1だよ

――実習指導の医師からの言葉

安田女子大学　看護学部看護学科　小坂奈保子

助産師学校分娩実習中の医師評価欄に書かれた言葉です。分娩介助の目標件数は十例でした。分娩件数の多い病院で実習を行い、二十人いた同級生は全員十例以上は余裕で目標達成できました。私は、運よく同級生の中で一番の十七件を経験できた良き時代でした。また、興味のあるところを専門的に学ぶというのはとても楽しく有意義な一年でした。

実習中盤、分娩介助七例目あたりだったと記憶しています。少しずつ分娩進行にあったケアが実践でき分娩介助にあたっていたころでした。「君にとっては1／10000でも、その人にとっては1／1だよ」、一緒に、分娩に立ち会ってくれた若手の医師からの言葉でした。その医師に言葉の意味を尋ねると、お産に慣れるなよ！と話してくれました。

広辞苑によると慣れるとは「たびたび経験して常の事となる。また、たびたび行ってそのことに熟達する」[1]とあります。しっかり経験をして熟達することが必要だが「慣れるな」、初心を忘れるなということだと当時は理解しました。

その後、周産期医療に携わり多くの新しい命の誕生に立ち会いさせていただきました。陣痛の波に乗りゆっくりゆっくり進んでいくお産。赤ちゃんが誕生して抱っこする母親の柔和な顔が私にとっての一番の宝物でありご褒美でした。また、この優しさにあふれた母親の顔が一番好きで、同じ空間にいられることが助産師としての一番の醍醐味でした。

現在大学で助産師課程の学生の教育に携わっています。今も、この言葉を胸に刻み、これからの母子の未来を託す学生に、自身の経験と共にこの言葉を伝えていきます。

引用文献

1、新村出編（二〇二〇）広辞苑、第七版、岩波書店、二一九六頁

目の前にいるその人のために自分にできる精一杯の看護をする

国際医療福祉大学　福岡保健医療学部看護学科　久木原博子

看護学生の頃、私は実習にいくたびに看護師になるのを辞めようと思っていました。看護の授業では先生が何を言っているのかさっぱり解らないし、医学も心理学も、その他の学問にも全く興味がもてませんでした（先生ごめんなさい）。私は社会人になるのを先延ばしにするために、看護専門学校に入学しただけでした。母は病気がうつるから辞めなさいと言うし、親戚にも看護師はいませんでした。そういう訳で看護師の素晴らしさを周囲の人から学ばず、実習でも経験せずに卒業し、看護師になったのです。私の通った専門学校は大学の付属だったため、卒業と同時に大学病院に勤めました。看護師を天職だと思ったことはありませんでした。

しかし、しかしです。

そのような私が看護師として働いてみると（私には不向きであるかもしれませんが）何と素晴らしい職業であるかを知ることになったのです。看護師が素晴らしい職業であることを患者さんが教えてくれたのです。

整形外科病棟に勤務した頃、数人の忘れられない患者さんと出会いました。今でも忘れられない患者さんは死に逝く人でした。

上腕骨骨肉腫のため二十歳直前で右腕を切断した○子さん。明るくていつも笑顔を絶やさない人でした。手術後の痛みにも耐え、退院してから両親に買ってもらった片手で運転できる自分用に改造した新車で、私の家へ突然訪問した時は驚きました。

「成人式の着物を作ってもらった」

と嬉しそうに話して帰っていきましたが、その後、間もなくして亡くなったとの知らせを聞きました。

　また小学校三年生の双子の一人、□子ちゃんのことも忘れることができません。

　ある日、予告なしに整形外科の処置室で、□子ちゃんの脛骨のバイオプシーが行われているところに出会いました。母親は今にも泣きだしそうな悲しい顔で医師に言われるまま、暴れる自分の子供を抑制していました。私は通りがかりにその状況を見て、泣き叫ぶ□子ちゃんが可哀そうで、辛抱しきれず、

「痛くないようにはできないのでしょうか。きちんとした場所でできないのでしょうか」

と医師に訴えました。絶対君主のような態度の医師は私を大声で叱っただけでした。

□子ちゃんの診断も骨肉腫でした。

　余談ですが、その医師は、夜、自分の五歳の子が額に一センチほどの切り傷を負っ

て来た時に、あやしながら局所麻酔をしてシグマ針で数針丁寧に縫合していたのです（診療費も支払わず、大学病院の物品と看護師を使って）。自分の子は大切に扱い、他人の子は患部しか見えないのかと、私はその医師の倫理観の低さ、人間性の低さを思い出すたびに今でも腹がたちます（今も、その時の医師の言い分をわかってあげられるほどには私は成長していません）。

医師の子といえば、父親が外科医をしている医学部四年生の○男さんが小指の小さな骨肉腫で入院してきました。担当医は手首からの切断を治療方針としましたが、○男さんの父親は「手がないと外科医になれない」という理由で、放射線治療と薬物治療のみを望みました。担当医はそれを受け入れたのです。○男さんはその後間もなく、がん細胞が肺に転移し、呼吸もままならなくなりました。仰臥位では息ができず、就寝時はオーバーテーブルにもたれかかって短時間だけの睡眠をとっていました。床頭台には笑顔の家族写真が飾られていました。間もなくして、○男さんは息を引き取りました。家族の悲嘆はとても深かったと思います。

私はこの頃、若く未熟で、業務と看護の違いや、看護師が何をすべきかよくわかりませんでした。今でも、三人の患者さんのことを考えると辛く悲しくなります。あの時、私は彼女・彼らを前に精一杯の看護ができたのだろうか。今、思い返すと後悔だらけです。

私が看護師だった四十年前、骨肉腫は不治の病であり、殆どの人が亡くなっていました。しかも若い人が多かったのです。この頃から私は看護師とは何かを真剣に考えるようになりました。看護師のアイデンティティとは何か、責務とは何か、看護師は社会から何を求められているのか、と。

彼女や彼らとの出会いから今日に至るまで、私のマインドを表すワードは「目の前にいるその人のために自分にできる精一杯の看護をする」ことです。もう、その患者さんとの出会いは二度とはないのです。後悔のないように自分にできる精一杯の看護をしたいと思います。「自分にできる精一杯」の看護が未熟であってはいけません。よい看護をするためには自分自身の看護力を高めなければなりません。「看護力」とは、患者を観察する力、患者の心を洞察する力、患者の反応を正しく判断する力、そして自分自身の倫理観を高め、強い正義感をもち、平等な思想をもつことが良い看護の力になると考えます。とは言え、看護師も一人の人間であり、個性もあり、短所もあり、そして個々の事情をかかえた生活者でもあります。目の前の患者さんに精一杯の看護を提供できないこともあるでしょう。しかし、他者の「生老病死」の四大苦に関わり、その人とともに在ることのできる看護師は、自分の生命が尽きるまで看護力を高めること、言い換えれば人間性を高める必要があると思います。

　目の前にいる人の心身の苦痛を緩和できる最も身近な存在として看護師がいます。看護師という職業が、科学の専門性の高い他の医療専門職と異なるのは、常に目の前にいる人を生活者として捉え、自分の人生の幸福を追求する人として存在する個人のＱＯＬに関わる最も身近な存在である点だと思います。看護師という職業は、その人が人生の苦痛を味わっている時に苦痛を和らげることができる素晴らしい職業です。今私は大学の教員として働いていますが、看護師として生き、人に尽くすことができ、人として成長できる看護師という職業をとても誇りに思います。看護学校の恩師の方々、私と出会ってくださった患者の皆様に心より深く深く感謝いたします。

変化し続けるありようを支援する

香川大学 医学部看護学科　金正　貴美

看護と向き合う看護師が心に持っているパワーワードとお題を頂いたとき、私の心にある言葉は「変化し続けるありようを支援する」でした。人はみな健康で幸せな人生を生きたいという希望を持っています。しかし病気になると、当たり前のように感じている日常からかけ離れた体験をします。それは生命の危機であり、症状がもたらす苦痛であり、社会から切り離される孤独であり、生きていくことへの苦悩でもあります。当事者にとってもそのご家族にとってもつらい体験となります。看護師として働いていたころ、人はどうしてこのようなつらい体験をするのだろうと思っていました。そんなとき日ごろの看護実践に意味を見出したいと思い、修士課程に進学し、指導教授でいらっしゃった渡辺先生のすすめもあり、筋萎縮性側索硬化症をもつ人々の病気体験を理解する研究を行いました。ご存じのようにこの病気は運動神経系が選択的に障害され急速に進行する神経変性疾患です。患者さんは先行きを不安に思い回復の見込みを捉えづらいことに悲しみを抱いておられました。こうした状況を解釈もしくは意味づけできず、予後をとらえることができない不確かな認知的状態を不確かさであるとMishel（1990）やNewman（1994）が述べています。不確かさはネガティブな体験でありながらも、今までの自分がおいていた価値が崩れることで、新しい意味や価値を獲得していくことができる重要な体験である側面もありました。インタビューを分析した結果から、体験内容が明らかになり、結果は患者さんの体験の意味を理解する一助にもなりました。さらにこうした体験のなかで患者さんとそのご家族が人とともに生きていく感覚を培っていくプロセスを医療者が支援していくことが課題であると学びました。

変化し続けるありようを支援するためには、看護師も変化しつづける必要があると思います。そのことを私に教えてくれたのは、がん患者会での会員さんとの出会いでした。色白で柔らかい笑顔のその女性は、交流会ではいつも誰かと話をされていました。その女性からお聞きした話によりますと入院中同室だった方、交流会で知り合いよく話をするようになった方もおられるとのことでした。若い頃に発病され、当時小さなお子様がおられ、治療をするかどうか悩んだそうです。その時主治医から、「今は自分のためだけに生きてください、治療を受けてください。そして治療が成功したら他の人のために生きてください」と言われたそうです。その言葉に押されるようにその女性は入院しました。治療は成功し闘病の末家族のもとに帰ることができました。そして家族と共に生き子育てをし、そしてがん患者会に力を注いでくれました。交流会に訪れた人をフラダンスに誘い、明るく過ごすことを教えてくれました。年に一回の研修旅行の後も、実は咳で血が出ていたという話もお聞きし、研修旅行にどれほどのご尽力を頂いていたかと思うと頭の下がる思いでいっぱいでした。その女性は主治医の言葉を手帳に書き留めていました。退院後再発したときも主治医から

「何も心配することはない。僕を信じてください」

と言われたそうです。その話をその女性から聞いた時、主治医の言葉はどれほど病の淵を歩く人を勇気づけるのだろうかと切に感じました。

それから数年たったある日、その女性から

「金正さん、私、緩和ケア病棟に入りたいのだけど、その病院に受診してなくて入れるかしら？」

と相談されたのです。私はショックで涙が溢れそうになりました。女性は笑顔で首の腫れをさすりながら、再発したようだと話し、手帳を取り出し主治医の

「何も心配することはない。僕を信じてください」

の言葉を読み返し、うなずいていました。私は日々その女性がどんな覚悟でずっとが

ん患者会を手伝ってくれていたのかを知らずにいたのだと気づきました。そして私は元気で生きていてほしいとただ一方向で願っていただけなのだと情けなく感じました。その時は、

「入れると思います。主治医に相談されたらいいですよ」

とやっとのことで答えたように思います。するとその女性は以前の主治医は転勤してしまい、別の人が主治医だけど、相談してみると話しました。心から信頼する主治医が変わったことで心細い思いをされているのではないかと思いましたが、彼女の手帳にある言葉と主治医との思い出が今の彼女を支えているようでもありました。

それからしばらくして、その女性が緩和ケア病棟に入院されたと人づてでお聞きしました。人生の最終段階に入ることを選んだのだということがわかりました。そしてしばらくして亡くなったということも人づてでお聞きしました。病院で看護師をしていたころは、治療に向き合う患者さんの姿を見ながら、安全に治療が受けられるよう努めていましたが、病院の外の立ち位置から見ると人にとって生活が基盤であり、その人の人生において幸福を感じられることが大切なのだということがよくわかりました。発病、受診、診断、入院、退院といった出来事は、選択する意思決定の場で

もありますが、その人の幸福な人生を考え捉えなおすきっかけにもなるのだということがわかりました。人が体験から感じ気づいていることを、寄り添って感じとり支援できれば、互いに変化し続けるありようとなるのではないかと思います。このことは私自身生涯のテーマとし、これからも自己研鑽に努めていきたいと思います。最後にこのような素晴らしい執筆の機会を頂けたことを心より感謝いたします。

金正　貴美

患者さんの気持ちに気づき、いかに受け止めるか

福岡大学　医学部看護学科　木村　裕美

看護を追求するために

木村　裕美

　大学の教員となって二十六年が過ぎました。振り返ってみる時は、いつも学生の頃のことなのです。看護職になることを、自らは全く考えていませんでした。のんきな高校三年生でした。大学に行きたいという理由で進学校を選んだものの、将来どのような職業に就きたいかは、全く頭にありませんでした。今のような、職業体験などというカリキュラムはありませんでしたし、オープンキャンパスももちろんありません。仕事に関する本をぺらぺらとめくっては見たものの、結局は自分で決めることができずじまいでした。医療職であった父の勧めで、看護大学に進学することになったのでした。「看護」など、全く興味もなく他人事のようにしか感じられませんでした。

　学生生活でも、不真面目な学生でした。勉強もせずにアルバイトに明け暮れていました。講義中は睡眠時間でした。目を覚ますと講義はいつの間にか終わっていた、なんてこともよくあることで、流されるままの日々でした。試験の結果も散々で、当たり前ですが再試再試の連続でした。それでも、大学を辞めるということを考えたことは一度もありませんでした。

しかし、やっと目覚めたのは臨床実習の時でした。6人一グループのメンバーは変わらずに、各科の実習を回りました。私自身、コミュニケーションがうまいとか、看護診断に優れているとかでは全くありません。そこで興味を持ったのは、毎日行うカンファレンスでした。学生同士に学びや気づき、悩み事をディスカッションするのです。繰り返し繰り返し話し合う中で、グループのみんなの気持ちが一つになったことがありました。それは、

「私たちは、患者さんの本当の気持ちを捉えているのだろうか」

ということでした。受け持っている患者さんと学生との一場面を切り取り、患者さんが伝えたいことに気付いているかを、みんなで来る日も来る日も考え意見し合いました。学生の未熟さを責めるのではなく、患者さんはどのようにして気持ちを発信しているか、それにいかに気付き、捉えるのかがテーマでした。いわゆる、バーバルコミュニケーション・ノンバーバルコミュニケーションの捉え方の実践場面での検証といったところでしょうか。

それは、現在の仕事にもつながると思われることをしていたのです。プロセスレ

コードから重要な文言を拾い上げて、カテゴリー化することを提案しました。今だから、こんなに簡単に説明できるのですが、あの頃は誰もそのようなことをしたこともなく、想像もできない状況でした。座学や演習でもやったことはありませんでした。いわゆる現在の質的研究のようなものですが、究極のアナログ方式でした。実習時間では収まり切れずに、空き時間には6人が集まり、頭を突き合わせながら何度も一場面一場面を繰り返し考えました。スキルのない学生でも、妥協することなく、時間を惜しみなく費やして吟味しました。うまく抽象化することはできませんでしたが、納得できた形にはなりました。グループメンバー6人が一人も脱落することなく最後までたどり着けたのは、きっと「患者さんの気持ちに気づき、いかに受け止めるか」が、「看護」にとっていかに、そして最も大切であるかを、臨地実習を通して学んでいたからでしょう。これは四十年近く前のことで、パソコンなどなかった時代です。全てを手書きして、B４用紙に百枚程度のものになりました。教員の勧めもあって、自分たちで印刷をして看護の教員全員に配りました。あの時は、何かに突き動かされているようでしたが、今では大事な思い出で、良き体験でした。未熟な学生でも、同じ疑問に突き当たれば、それを解こうとする大きな力を発揮することができると思うのです。

看護教育に携わる身として、今日の学生の資質の変化を感じています。以前は良くも悪くも気が強く、教員に歯向かってくる威勢の良い学生がいました。案外うれしく思っていました。臨地実習では、自分の目でしっかりと物事を見て、座学との差の疑問を冷静にぶつけてくる気骨のある学生もいました。学生は様々で、その反応もそれぞれでした。そこが教育の面白さでもあると思います。

昨今の学生には、間違いを恐れないでほしいと思うのです。看護にはたくさんの答えがあります。自分なりの看護の答えを出してほしいのです。

そして「気づき」の手前である、気づくための自身の「感性」を如何に磨き、患者一人一人に合った質の高いケアを提供することにつながるかを理解して、実践してもらいたいと考えています。

ことばや文字にすることはたやすいですが、私の使命は講義、臨地実習等を通して、自分なりの感性の磨き方を大学四年間で見つけ出して、もちろん、社会人になり医療職になっても常に継続していくことを伝えることであると思っています。

それは、一社会人として自身を成長させて、看護観も変化させることとなるでしょう。そして患者さんへのケアに反映させることができると信じています。

木村　裕美

看護師の手は魔法

――先輩看護師から教わった言葉

純真学園大学　保健医療学部看護学科　菊池　洋子

菊池　洋子

コロナ禍で働く看護師は、手袋やマスクに加え「フェイスシールド」が付け加えられました。そういえば新人看護師だった頃、「看護師の手は魔法なの」と教えてくれた先輩がいました。つまり看護師の手で患者や家族の背中をさすり、手を握り安心を伝える。物を持たず、ただ人の手で人の心に安心を注ぎこむ仕事、私は今でもこの言葉を大切にしています。

手袋やマスク、加えてフェイスシールドが身を守るためとはいえ、大切な物だと知りつつ時々「邪魔な物」と化けてしまうことがあります。たくさんの物を身にまとい、このような環境のなかでも看護師は患者に触れ、読みとる力を発揮しなくてはなりません。

コロナ禍で看護学生が現場で人に触れ読みとるという教育の機会が少なくなってきました。看護師は知識や技術は大事、でも、このような環境においても今、私達に出来ることは何かと問われたら「知識と技術、そして看護師の魔法の手」と私は答えるでしょう。

患者は往々にして自らのことを多くは語ろうとしません。何かしらの痛みや不安、体調悪化に伴う様々な症状からくる不快感を抱えているからです。だからこそ看護師の魔法の手が必要で「みる」力が次の看護につながるのだと思います。

I never lose an opportunity of urging a practical beginning, however small, for it is wonderful how often in such matters the mustard-seed germinates and roots itself.

物事を始めるチャンスを、私は逃さない。
たとえマスタードの種のように小さな始まりでも、
芽を出し、根を張ることがいくらでもある。

——F・ナイチンゲール

宝塚医療大学 和歌山保健医療学部看護学科　大内　由梨

私は大学に行けば看護教員で、家に帰れば二児の母親、社会に出れば一人のアラフォーの女性です。大学教育に携わって、早十年になろうとしていますが、それまでにも病棟看護師や企業保健師として、臨床で看護の経験を積んできました。どの現場でも、大小の壁に直面することもありましたが、私は自分以外の誰かと関わること、そして健康に向かって頑張る対象者の姿を見ることが何より好きで、仕事にやりがいを感じていました。

しかし、四十歳の節目の歳を迎えるにあたり、自分の歩んだ道は本当に意味があったのか、もっと色んな事ができたのではないかと時折疑問に思うようになってきました。今、残りの人生をよりよく生きるために、何が必要なのかを日々模索しているところです。

生涯発達理論で有名なユングは、人間の一生を太陽に例え、四十歳前後を『人生の正午』と呼び、人生を前半と後半に区分するライフサイクルの概念を生み出しました。前半期の発達は、職業を得て社会に根付くことや家庭を築くことなど、外的世界へ自己を適応させていくことに対し、人生後半期の発達は、自己の内的欲求や本来の姿を見出し、それを実現させていくことによって達成されると考えました。

また、岡本は人生の後半期である、三十代後半~四十代前半の中年期と、六十歳前後の老年期への移行期は、自己意識に急激な変化が起こりやすいことを示唆しました。その中でも中年期は、身体的・社会的・家庭的・心理的に変化の多い時期とされ、安定と不安定、若さと老い、獲得と喪失が共存する時期でもあります。中年期における自我同一性意識の変化過程には四つの段階があり、①心身の変化の認識に伴う危機期、②自己の再吟味と再方向付けへの模索期、③これまでの生き方の軌道修正・転換期、④自我同一性の再確立期としました。私は現状、人生の後半期にさしかかっており、模索期であるのかもしれません。

上記の心身の変化の認識に伴う危機のことを、ミッドライフ・クライシス（Midlife crisis）と呼び、働き盛りの中年期の約八割が直面するとレビンソンは言いました。今までの人生で成功した人も、失敗した（と思っている）人も、どう足掻いても今までと同じようにいかない局面に差し掛かる。自分が今いる場所を振り返り、再定義してみる、そういう分岐点です。

そんな分岐点にある私に、大学院の時から励まし合い、心の支えとしていた同期から海外留学が決まったとの知らせを受けました。そこには、努力の甲斐あってやっと留学ができること、今の教育・研究環境から踏み出す勇気を出して良かったことが綴られていました。英語が得意とは言えなかった彼女が留学を決意し、教育に携わりながらも準備し、チャレンジした事は本当に頭が下がる思いです。今でも、ＳＮＳで彼女の日々の奮闘を見ては、自分も置かれた状況の中で頑張ろうと奮い立たせてもらっています。

成長して大人として完成すると、新たな挑戦はしがたくなります。一方、成長発達段階にある子どもは挑戦し続けています。例えば、自転車に乗ることができるようになった、カタカナが読めるようになったと、結果は明らかです。中年期の私にとって、身体的成長は今から望めないにしても、精神的成長は自分の意思や努力次第で伸ばすことが十分可能です。そのためにも、まずは目標を立て、始めること、行動することを人生の後半戦の目標にしたいと思います。小さくても目標を持ち、最後までやり遂げる行動力を身に付けようと思います。そうすることで、訪れたチャンスを逃さず、一歩踏み出す勇気と共に、スムーズに行動に移せるのだと友人から学びました。

誰かの成長は私のためになる。また私の成長はきっと誰かのためになる。誰かの成長を聞くことで、見ることで、私はそこから大いに学ぶことができるし、励みになります。また、私の成長は、たとえマスタードの粒のように小さな成長でも、誰かの心に芽を出し、根を張ることがあるかもしれません。私の成長や努力の過程が、巡り巡って誰かのためになるように、日々邁進していきたいと思います。

最後に、冒頭と同じナイチンゲールの勇気の出る言葉を添えて。

For us who nurse, our nursing is a thing which, unless we are making progress in every year, every month, every week-take my word for it, we are going back.

私たち看護するものにとって、看護とは、私たちが年ごと月ごと週ごとに《進歩》しつづけないかぎりは、まさに《退歩》しているといえる、そういうものなのです。

参考文献

・フローレンス・ナイチンゲール、湯槇ます訳（一九七七）新訳 ナイチンゲール書簡集―看護婦と見習い生への書簡、現代社白鳳選書
・C. G. Jung, THE STAGE OF LIFE, Collected Works of C. G. Jung Vol.8, Princeton University Press, 1970
・岡本祐子（一九九七）中年からのアイデンティティ発達の心理学―成人期・老年期の心の発達と共に生きることの意味、ナカニシヤ出版
・Daniel J. Levinson, 南博訳（一九九二）ライフサイクルの心理学（上）、講談社
・鎌田實（二〇一二）ミッドライフ・クライシス、青春出版社

この世の中に雑用というものはない。
用を雑にした時に雑用が生まれる。

――渡辺　和子（修道女）

姫路獨協大学　看護学部看護学科　薄葉　知美

今成長している姿のあなた

学校のラウンジで友人と勉強していた学生が、「実習がきつくて辛い」と語り始め、それまでは友人達に励まされ我慢していた感情が一気にあふれ涙目になりました。青白い顔で、食事も喉を通らず、一日に水分とおにぎりを半分食べるのがやっとという四日間を過ごしていました。実習中に、次々出される課題を熟しても、それが良かったのか否か分からず、何をやってもダメな自分で、実習に行く事が辛い。という内容でした。普段から積極的に学習し明るく学んでいる姿からはほど遠い様子でした。私は、一つの壁を乗り越え、次に高い壁を乗り越えようとしている姿に思えて、「きっと今、あなたは次の成長へのステップの最中かもしれないね」と彼女に伝えました。周りにいた友人達も、うんうんと頷いていました。私はこの状況を乗り切って欲しいという思いでした。実習最終日の彼女は、整ったメイクで血色も良い表情で「実習やっと終わりました」と伝えてくれました。私はその蘇った姿をみて、「自分を越えたね」と言うと、彼女は頷き美しい笑顔を返してくれました。

「困ったことは起こらない」と「すべてはよくなる」

看護師国家試験を日曜日に控えた学生が、金曜日に「受験を考えると体が震えます。不安でたまらない、先生、大丈夫でしょうか。受験生の一割が不合格となると聞きました。勇気を下さい。私を抱きしめてください」と言ってきました。私は「なんてかわいい！」と心の中で叫びました。そして彼女に「そちらの列に並ばなくてもいいよ」と言うと、彼女はハッとし「あっそうか」とはにかんだ表情になりました。「お安いご用」と伝え、私より身長が高い彼女を抱きしめました。更にオプションで、おまじないの言葉を伝えました。

「困ったことは起こらない」という言葉には言霊という見えない力があるのです。[1]

——「すべてはよくなる」、「すべてはよくなる」と口ずさむのです。すると不思議と悪いようにはならないことが多いのです。[2]

これを言いながら苦境を乗り越えられたという方の実話も伝えました。声を揃えて

〝おまじない〟を覚えました。卒業式後に振り袖姿の彼女と笑顔で合い言葉の様にこのフレーズを言い記念写真を撮りました。

私達は単純に顔（表情）だけで相手の感情を判断しているわけではありません。他人と接するとき、私たちは頭のなかで、表情に加えて、ボディランゲージやその場の状況など、様々な情報を統合して判断を行っているのです。[3]

他人の感情を判断する際に、その場の文脈情報もまた重要な手がかりとなります。[4]

と言われています。

学生が実習を乗り越え蘇った様に学内を歩いている姿は、目の前の高い壁への注視から、少し先の成長した自分の姿を見つめる事ができていたように思えました。おまじないを唱えた学生は苦境を自分の力で乗り越えた誇らしさがあり、振り袖姿で学び舎を後にする立派な姿として見送る事ができました。

あなたが好きなことを選ぶ

実習中、学生は援助方法の選択をする際、指導者からの案と、自分の発案のどちらを行なうか判断に困っていました。退院を控えた患者さんの足の皮膚が白くなっていたときのこと。患者さんから「靴下を履くときに引っかかる」と聞き、直感的に学生が選んだのは「足浴」でした。指導者の発案は、「暖かいおしぼりで清拭」です。どちらを選択するか相談に来た学生に私は「あなたの好きな方法はどちらですか」と尋ねました。「え、私の好みでいいのですか?」と学生は驚いた表情でした。私は説明を加えました。「湯につけて皮膚を柔らかくして、白い部分を落としているあなたの姿」と、「おしぼりで力を加えながら白い部分を落としているあなたの姿」のどちらの自分が好きかを考えるように伝えました。彼女は足浴を選択しました。そして選んだ理由と補助要員が必要であると説明しました。私は補助要員を申し出ました。学生は指導者に自分が考えた理由を説明し、補助を教員に依頼している事も伝え足浴を実施しました。

学ぶことは、「わかる」の基礎です。[5]

薄葉　知美

と言われています。学生は自分の好きな道を選び、そして指導者の理解が得られるように考え行動しました。自分育てが行なえた場面と受け止めました。更に患者さんの必要以上に伸びた硬い爪も指導者に切り揃えてもらえました。患者さんからは「靴下が履きやすくなった」と言われました。

迷った時には好きな方を。かつて書物を通じて出逢ったその言葉は、書名は憶えていなくても私の心に刻み込まれています。なぜなら、そのことは自分を大切にすることに通じると思えるからです。自分を大切にする人は、他人である患者さんも大切にできるはずですから。

こうした体験を通して学生たちの中に「自己肯定感」がはぐくまれつつあるように私には見えました。姜 尚中氏は自己肯定感を以下のように定義し、その必要性を説いています。

自己肯定感とは、自分はこの世の中に生きていていい、社会の中に居場所があり、だから自分という存在を率直に認めることができるという感覚である。[6]

自分という存在を肯定できなければ、どうして自分を信頼できるだろうか。そして自分を信頼できなければ、自分以外の他者を信頼はできないのではないか。[7]

学生は、自分の好きな事を選択し更に患者さんが靴下を履きやすい足の状態を提供でき、自己肯定感や自分の存在意義を実感し、それが自分への信頼となった事でしょう。

「普段から靴下をあまり履かない」と言われていた患者さんが、この足浴以後常に靴下を履いておられました。寒い冬に向かい一人暮らしの男性高齢者が靴下で暖を取り温かい日常生活を送る姿がうかがえました。

この世の中に雑用というものはない。私たちが用を雑にしたときに雑用が生まれる。

そして、私は自分に言い聞かせている言葉があります。

この世の中には雑用というものがなくなるわけなのです。私たちが用を雑にしたときに雑用が生まれます。[8]

私は振る舞いが乱れそうになる時、この言葉を思い出すようにしています。また、

身につく時間というものは、早くすませるだけに使ってしまう時間ではなくて、その時間の中に、自分しかつけることのできない足跡をつけて歩いていくことなのだ。[9]

この言葉には、どのような仕事も「今この時にしかできない仕事」として行うことで充実した「身につく時間」にすることができるという前向きなメッセージを見出し、信条としています。

世の中には、金言、格言と言われる整った言葉がたくさんあります。数ある言葉の中でも私は、学生の成長を促し、自らの成長を確認できる言葉、迷った時の判断をする際の指針になる言葉、自分を大切にする事の意味が分かる言葉、苦境を乗り越える力を引き出せる言葉などが〝その時〟のその人にとっての羅針盤となり得るパワー

ワードではないかと思います。

引用・参考文献

1、高田 明和（二〇一一）責めず、比べず、思い出さず―苦しまない生き方―、コスモトゥーワン、六三頁
2、高田 明和、前掲書、六五頁
3、宮﨑 由樹（二〇一九）Ⅱ―7 顔を文脈で読む、三浦 佳世・河原 純一郎編著、美しさと魅力の心理、ミネルヴァ書房、八七頁
4、宮﨑 由樹、前掲書、八六頁
5、養老 孟司（二〇二三）ものがわかるということ、祥伝社、六〇頁
6、姜 尚中（二〇一九）生きる意味、毎日新聞出版、一七九頁
7、姜 尚中、前掲書、一七九頁
8、渡辺 和子（二〇一五）現代の忘れもの、日本看護協会出版会、一九頁
9、渡辺 和子（二〇一五）前掲書、一九頁

人間たかが知れたこと

安田女子大学　看護学部看護学科　上村　千鶴

私は、心で念じている言葉があります。『人間たかが知れたこと』のこの言葉は、臨床から教務に入り教育の難しさや自分自身の未熟さに悶々としているときに出会った言葉でした。命に別条がないのなら些事でなく、たかが知れたことなのです。一喜一憂してもしょうがない。そのために悩む時間が無駄なのです。そう考えると、合点がいき腑に落ちました。それからは、折に触れ周りがざわついていても「人間たかが知れたことよ！」と心の中で叫ぶと晴朗な気分になるのです。そして、じっくり何が起こっているのかを観つめていると、自然に物事の方向性が見えてくるのです。人の言葉や行動に眩惑されず、自分を冷静に客観視できるのです。動じない心や客観的に観る心は、自然なほど不要な言葉が耳に入らないのです。人の心は、言葉でなく行動に現れるとよく言います。まずは、心を静止して思惟するのです。

看護の仕事は、臨床であれ教育であれ、人と関わりながら患者さんや看護師スタッフ、また学生さんにとってどうすべきか考えることが多くありました。しかし、真摯に取り組むほど深みに入り込んでしまうことがあります。そんな折、尊敬する大先輩は、

「仕事のために人生があるのでなく、人生のために仕事があるのです。好きな道でぶ

つかっても逃げ道を探すこと。前に進めば幾分とも辛さは伴うが、世を渡っていく生活稼ぎぐらいに思い、ゆっくり、ゆっくりと楽な生き方をしたらいい。本当につまずきが出た時は、自分の今までを省みることで見えてくるものが多いはずです」の言葉を添えてくれました。

その言葉は、できない学生の責とする自分の指導不足に対する自責の念を軽減させてくれました。また業務の煩雑さに追われ、洗手奉職に取り組んでも終わらない仕事に疲労困憊していた私の心を柔和にしてくれました。困ったときは、人の手を借りて助けてもらい、自分一人で抱え込まず、時には放置することも解決策でした。周りを見渡すと、真剣になりすぎずとも世の中は回っているのです。つまり、周りが見えないときは独りよがりの深い点に入り込んでいたのです。たかが知れたことなのです。新幹線の中で走っても到着点は同じだと気づいた瞬間でした。こころを楽にして、人と仕事と向き合っていくことが肝要なのです。辛いときは、空を見上げて思いっきり空気を吸い込んで息を吐く、そしてつぶやきます。『人間たかが知れたこと』ってね。

諸行無常

安田女子大学　看護学部看護学科　　上土志保美

社会に出て数年が経った頃、仏教の本を読む機会があり、その中にあった「諸行無常」という言葉が私の中に今でも印象深く残っています。それまで、学生時代に習った「祇園精舎の鐘の声、諸行無常の響きあり…」と、有名な何かのワンフレーズでしかなかった言葉ですが、

「この世の全てのものは常に同じではなく変化している」

というその言葉の意味を知り、私は様々な悩みに囚われていることから解放された気持ちになりました。本来は人生の儚さや虚しさを解いた仏教用語の様ですが、〝物事は常に移り変わり、今の状態も変化し続けていく〟と自分なりの解釈をすることで、気持ちを切り替えるきっかけの言葉になったのです。

まだ若かった当時の私の大きな悩みは、チームワーク良く一緒に働いていた仲間が春になる度に異動や退職でいなくなってしまうことでした。その頃の私は、大切なものを失う喪失感や離れて行く友人との関係の変化に対する戸惑いといったネガティブな感情に加え、新人スタッフの教育がまたゼロから始まることへの負担感などでいっぱいになっていました。そんな中、世の中の物は全て移り変わっているのだという事に気づくことで、一人ひとりの状況や社会のシステムは常に変化していて、一緒

に働いている人達もそれぞれの成長の一場面として私と同じチームにいた時があり、皆その先の人生に向かって変化しているのだと思えるようになりました。さらに、このチーム自体も常に変化しながら、その時々のメンバーで、その時の最善の医療や看護が提供できるよう団結して働いているのだと思うと、心のわだかまりがとけていくようでした。

また、後輩指導の経験が浅かった頃の私は、なかなかスムーズに動けるようにならない新人スタッフに対し、忙しい時にはイライラした気持ちで接したりしたこともありました。しかし、経験年数を経るにつれ、この「諸行無常」の意味を実感できるようになっていきました。成長スピードは人それぞれで、のんびり進んでいく人もそれぞれの成長という変化を続けていて、気がつくと無くてはならないチームの一員として素晴らしい成長をしているのです。

その後も折に触れてこの言葉の存在を感じることがよくあります。この言葉を知らなくても、様々な経験を通して同じ事に気づいていたのかもしれませんが、私にとってはあの時出会えて良かったと思える大切なパワーワードになっています。

見返りを求めていないか

――中学校の恩師より

森ノ宮医療大学 看護学部看護学科　市後　昌代

　この言葉は、筆者が中学二年生のとき生徒指導の先生から言われ影響をうけた言葉です。その経緯を紹介します。このころの中学校はいわゆる校内暴力や不登校が問題になっていた時代でした。筆者は同級生の女子が不登校となり、生徒指導の先生から登校途中に声をかけてきてほしいと言われました。毎朝同級生の自宅前から声をかけると、玄関先に本人や家族はでてきてくれましたが登校することはありませんでした。うまくいかないと先生に伝えると

「相手にしたことの見返りを求めていないか」

という内容の言葉が先生から返ってきました。自分が相手に対して見返りを求めている、してあげている姿勢になっていたと気づくと同時にショックでした。自分の傲慢さを痛感する出来事でした。

　この経験は、自分が行うことに対して、当然相手が期待するような結果を出さないと解っていても、どうしても期待してしまう自己がいて感情が揺れ動くと認識しました。しかし、それは相手の思いを受け止めず、自分の思い描く未来へ相手を導くことになり、その結果お互いの関係は構築できず孤立していくと学びました。それから学生時代、看護職時代、教員をしている現在もうまくいかないときに思い出す言葉と

なっています。

筆者は、地域・在宅に暮らす人々の支援に携わってきました。その中で居宅介護支援専門員としてAさんと家族の在宅生活に対するケアマネジメントを担ったときのことです。Aさん（八十代、男性）はがん末期で入院治療をしていましたが、家族と共に自宅で穏やかに暮らしたいと自宅へ退院しました。今後、がんが進行しさまざまな症状が出現すると日常生活に支障が生じることを予測し、医療的対応を行うことで穏やかな生活が送られるよう主治医と訪問看護の介入を提案しました。しかしAさんと家族はそれまでの生活史にふれ家族の価値観を話され、訪問看護は望みませんでした。

医療・福祉の専門職から対象にとってよい方向へと支援したとしても、受け入れられないことがあります。もし対象に対して解ってくれないと自己犠牲的な思いを抱くとすれば、対象を大切な存在と認識できなくなります。対人援助者が自己の支援を問いに変えることで自己の理解をうながし、支援したことは誰に意味があるかを問えば、それが自分にとって意味があると考えることにつながります。対象のあるがままの思いを受けとめ、お互いを理解しあえる関係づくりを心がけていきたいと思います。

新しい目標をもったり、
新しい夢をみるのに、
年をとり過ぎたということはない

――C・S・ルイス（C. S. Lewis）

名古屋学芸大学大学院 看護学研究科　安藤 純子

年齢に関係なく目標を持ち、夢を抱くのは、人生を豊かにすると考えます。人の生活環境は、社会の格差により多種多様なことが多い。しかし、自分の目標に向かって、必要な要素を文字に表し具現化することは、他者の影響を受けにくい。その夢に向かって、日々努力をすることは、人生を豊かにします。挫折しそうな時もありますが、努力は強い意志で必要と考えます。

人生の夢には、健康、仕事、人間的成長などがあります。看護を行うには、日々進歩する医療の新情報だけでなく、人間関係に必要な社会情勢の把握といった、多くのことを求められます。そのためには、目標を持ち、学ぶ意志を持ち続けることが重要と考えます。医療のなかで、生活習慣病と言われる糖尿病、高血圧といった慢性疾患を持つ患者は、短期間での改善は難しく、目標設定し生活習慣の改善をすることに大変努力されているのを、臨床で実感しています。いかなる場面においても目標設定と継続した強い意志が求められます。

今、看護師に求められているのは、俯瞰した視野を持ち、しなやかな行動と感性だと考えます。しなやかな看護の実践を目標にするには、継続し追及する学ぶ意志、柔軟な思考力と実行力が常に必要な要素と考えます。しなやかなとは、柔軟な、柔順な、素直な、といった意味を持ちます。個別性を求められる社会のなかで看護師は、対象者に合わせて臨機応変に対応することが求められています。しなやかなとは、とても優しく聞こえますが、力強さを秘めた言葉で、とても難しく、いつも私の心にあります。対象者にどのように対応したらよいのか、対象者に合わせた看護方法を模索する必要があると考えます。そのため、看護師になるため多くの講義、臨地実習、そして評価を受けてきます。強制的ではなく、患者が納得いくような説明と協力、また個々にあった看護技術の提供を行うということです。そのためには、例えば全身清拭一つをとっても援助方法の検討、安全・安楽の確保、患者への負担の少ない可能な所要時間、といった内容検討を行うなど、経験値を生かして看護に携わる必要があります。そのためにも、自分の目標を設定し、自己研鑽、日々努力をすることが求められます。

何歳になっても看護師として、C・S・ルイスの言うように主体的に夢に向かって新しい目標を設定し、実践することで、看護への探究心を充足すると考えます。

看護は美しく

――看護学校の恩師から贈られた言葉

岡山県立大学大学院　荒井　葉子

私の看護学生の時の恩師はいつも「看護は美しく」と、私たちに伝えてくれていました。看護学生の頃は、

「先生は、いつも言うけれど、なんの意味があるの？　美しくって何？」

と思っていました。しかし、看護師になり、経験を積み、看護の学びを深めていく中で「看護は美しく」というこの言葉の重みが理解できるようになりました。

看護師として十年目が過ぎた頃、仕事がとても嫌になっていた時がありました。毎日が決まった業務で、日々が過ぎていく。本当にやりたかったことはこれなのか、と思い悩んでいました。その時この先生の言葉「看護は美しく」がふと、思い浮かびました。美しい看護って…。その頃の私は、毎日疲れ切っており、

「どう考えても、看護が美しいなんてわからない」

と思っていました。仕事を辞めたい。そればかりでした。そんな中、看護をもう一度学ぶ機会を得て、ナイチンゲールの看護覚書を読みました。このサブタイトルが、「看護であること、看護でないこと」。このフレーズにとても深い意味があることに感銘を受けました。この本を読んで、私が今まで行っていたのは、看護ではなく業務であったこと。自分が理想としている看護が、日々の中にあることに気づかされ

ました。ナイチンゲールは「看護はアートであり、サイエンスである」と明言しています。患者さんに対して日々提供している援助を、業務としてとらえて行うとそれは作業でしかないと気づきました。患者さんへ提供する援助、その中に看護的意義を自分の中にもつことが、アートにつながり、それが自分自身の喜びにもつながることが分かりました。看護師が行う援助は、一回限りのその人その人に適した技術の提供です。そのためには、患者さんへ関心を向け、その人を知ろうとすることから始めなくてはならないと感じます。患者さんのことを理解し、その人に向けた援助の提供が、まさしく美しい看護だとわかりました。

看護を業務ととらえるか、看護ととらえるかでは私たち自身のモチベーションも大きく変わります。私たちが患者さんへ援助を行うとき、それをなぜ行っているのか、患者さんにとってその意味はなにか、毎日の看護の中で、その援助を振り返ることは難しいかもしれませんが、少し立ち止まり、患者さんへ提供する援助の意味を振り返ることが重要です。その時は、恩師の「看護は美しく」を思いながら振り返りたい。

苦しみこそ、成長に必要なものだ

——エピクテトス（哲学者）

松本看護大学 看護学部看護学科　鮎川　昌代

人生の役に立つ言葉の中で、『苦しみこそ、成長に必要なものだ』、倫理哲学は、楽しむためのものではない。それは、高潔な思考について学び、実践する学問である。そこでは、あなたが信じていること、感じていることとは根本的に相反するコンセプトと出会うことになる。しかし、それこそが重要なポイントである（Epictetus, The Discourses of Epictetus, Createspace Independent Pub）

なんて哲学的に書き上げてみましたが、ＷＢＣ２０２３の報道を見ていくうちに、『絶望こそ最大のモチベーション』『悲観的な言葉を口にしない』といった言葉が浮かびました。侍ジャパンの大谷翔平選手が、攻撃が終わっても、守りが終わっても、一番に仲間を出迎えています。結果だけでなく、常に向かっていく大谷の姿勢が侍に火を付け、マイアミに飛び立たせたのだと思うのです。大谷が、ポジティブな化学反応をもたらしたと言えます。この大谷の快進撃のヒミツは何なのか。それは「自己肯定感」の高さです。

彼は、野球の名門、花巻東高校からドラフト一位で日本ハムに入団。大リーグ移籍の一年目から〝二刀流〟で、大活躍した彼でしたが、これまでの野球人生はいつも順風満帆だったわけではありません。高校二年の夏には、ケガで投手として欠場という困難な状態に。しかし、彼は悲観することなく発想を切り替え、投手として練習ができないこの期間に打者として練習を積み重ね、才能を開花させました。投手としての出場を断念した後、ケガで投げられないという逆境こそが二刀流のきっかけになったのではないでしょうか。前回ＷＢＣ２０１７では、前年パ・リーグＭＶＰで、投打の二刀流での活躍が期待されていましたが、右足首のけがで調整が間に合わず、開幕の約一か月前にメンバーから外れていました。

「その時期は、辛いと思ったことはありませんでしたが、やるべきことは多かったですね。センバツ出場の可能性はあったので、それまでにはしっかりと良い状態でプレイできるようにしたいと思って冬を過ごしていました」（佐々木亨『道ひらく、海わたる大谷翔平の素顔』扶桑社）

日本人は『古事記』の時代から、「言霊」の存在を信じ、良い言葉を発すれば、本当に良いことが起こり、逆に、不吉な言葉は災いをもたらすとされてきました。彼は、人生の節々で自らの目標を公言し、達成してきました。厳しい状況でもつらいと思うことなく、先の目標に向かってポジティブ思考を貫く。その強靭な意志の力に驚かされると同時に、人間の行動に言葉が及ぼす力の大きさを実感させられます。

ポジティブ思考を貫き、ケガさえのちの〝二刀流〟のきっかけにした大谷のように、「嫌なこと」も見方を変えて捉え直せば、やる気が出て新しい可能性が広がるはずです！

ＷＢＣ２０２３　大谷翔平選手ＭＶＰおめでとう✿

楽しくなければ看護じゃない、
楽しくなければ仕事じゃない

医療法人清慈会　鈴木病院 看護部長　朝岡みゆき

二〇〇七年、鈴木病院へ看護部長として入職しました。年間分娩数一千六百件の産婦人科病院で、前年に病院機能評価を受審した病院でしたが、看護部組織は脆弱で次の機能評価再受審では大きな課題となっていました。私に与えられたミッションは、看護部の組織化と教育体制の構築でした。

最初に着手したことは、病院理念の「充実した医療と心のこもった看護」を全職員に理解してもらうことでした。次に新人の教育を全職員でバックアップするチーム支援型に変更し、さらに三年間で到達できる教育計画を策定しました。その結果、三年以内の離職者はゼロとなり職員の定着化が実現しました。

しかし、六年経過すると、早期離職者が出て現行の教育方法の限界を感じました。何が足りないのかを模索し新人職員との面接を重ねる中で、「看護はもっと楽しいと思っていた」という発言がありました。成功体験の中から看護の楽しさや喜びを見出し、看護の限界性や困難性等に関しては全く未経験でした。その未経験をいかに学ばせるかに躍起になり、早くわかって欲しいという思いが強すぎたことに気づきました。できないことにフォーカスするのではなく、どうしてできたのかを深める体験教育をめざした結果、『楽しい』を実感できる場面が増え、新人職員の笑顔を引き出すことができました。この笑顔が先輩職員の喜びにつながることに手ごたえも掴みました。そこで、二〇一四年の看護部スローガンを「楽しくなければ看護じゃない、楽しくなければ仕事じゃない」としました。

二〇一五年から病院ホームページの看護部紹介や病院案内にキャッチコピーとして採用した結果、病院見学者からスタッフステーションの雰囲気が良いとの声が届くようになりました。分娩数も、二〇一五年から二千件/年を超え、産婦と新生児に囲まれた活気ある職場となり現在を迎えています。

看護の現場はいつの時代も厳しいです。「おめでとうございます」と言える産科でも、悲しい出来事や自分の無力さに直面することは多々あるのが現実です。看護に夢を抱き、生涯の仕事として選択した若者に寄り添って成長を見守る責務が看護部長にはあります。看護は楽しく、仕事はやりがいのあるものだと信じていたから、私はこの年齢まで続けることができました。この『楽しい』オーラの拡散を私の最後のミッションとし、次世代の看護を担う仲間を見守っていきたいと思います。

「看護者に期待されるもの」シリーズ　特別編

ワード・イン・マイ・マインド
～看護に向き合う私の金言・格言・名言～

2023年8月10日　初版発行

監修・著　橋本　和子　　山下　文子

編　　著　田村　美子　　実藤　基子
　　　　　久木原博子

発　　行　ふくろう出版
〒700-0035　岡山市北区高柳西町 1-23
友野印刷ビル
TEL：086-255-2181
FAX：086-255-6324
http://www.296.jp
e-mail：info@296.jp
振替　01310-8-95147

印刷・製本　友野印刷株式会社

ISBN978-4-86186-889-4 C0047　©2023
定価はカバーに表示してあります。乱丁・落丁はお取り替えいたします。